Kliniktaschenbücher

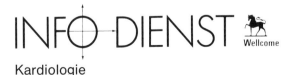

INFO DIENST

Kardiologie

G. Bodem

Herz-insuffizienz

Pathophysiologie
Klinische Symptomatologie
Therapie

Mit 21 Abbildungen

Springer-Verlag
Berlin Heidelberg New York 1980

Professor Dr. med. Günter Bodem
Chefarzt der Medizinischen Klinik I
Kreiskrankenhaus
Urseler Straße 33
6380 Bad Homburg

ISBN 3-540-09943-3 Springer-Verlag Berlin Heidelberg New York
ISBN 0-387-09943-3 Springer-Verlag New York Heidelberg Berlin

CIP-Kurztitelaufnahme der Deutschen Bibliothek

Bodem, Günter:
Herzinsuffizienz: Pathophysiologie, klin. Symptomatologie, Therapie / G. Bodem. – Berlin,
Heidelberg, New York: Springer, 1980.
(Kliniktaschenbücher)
ISBN 3-540-09943-3 (Berlin, Heidelberg, New York)
ISBN 0-387-09943-3 (New York, Heidelberg, Berlin)

Satz- u. Bindearbeiten: Appl, Wemding, Druck: aprinta, Wemding
2127/3140-54321

Heike und Friederike
gewidmet.

Geleitwort

Die Kenntnis der Herzinsuffizienz ist für die Kardiologie und für die gesamte innere Medizin insofern von eminenter Bedeutung, als sie einen Zustand darstellt, in den zahlreiche aethiologisch und pathogenetisch verschiedene Krankheiten letztlich einmünden. Auch für den praktizierenden Arzt, an den sich die kurzgefaßte Monographie meines langjährigen Mitarbeiters Prof. Dr. G. Bodem, mit dem mich intensive experimentelle Bemühungen um die Fundierung der Digitalistherapie besonders verbinden, wendet, ist die Herzinsuffizienz in ihren verschiedenen Formen und Ursachen ein wichtiges Krankheitsbild, da in der Regel ihm die meist langfristige Behandlung dieses Zustandes obliegt.

Dabei sehe ich das Besondere dieser Darstellung der Herzinsuffizienz darin, daß der Autor versucht hat, die klinischen, pathophysiologischen *und* therapeutischen Aspekte dieses Krankheitszustandes gleichgewichtig abzuhandeln und aus einander zu entwickeln. Daraus resultiert eine Geschlossenheit der Darstellung, die insbesondere den therapeutischen Überlegungen zugute kommt.

Gleichzeitig erkennt man, wie sehr die physiologische und biochemische Grundlagenforschung von der Untersuchung pathologischer Verhältnisse profitierte und wieweit auch die Bemühungen zur Aufklärung des Wirkungsmechanismus der Digitalisglykoside und verwandter Substanzen wesentliche Beiträge zur Physiologie lieferten. Derartige Gedanken erscheinen gerade heute wichtig, in einer Zeit, in der laute Stimmen einer pragmatischen Fundierung der Medizin das Wort reden. Sie seien hier nur in Parenthese geäußert, da zweifellos die Absicht der hier vorgelegten Monographie eine praktische ist, nämlich die Erkennung und Behandlung herzinsuffizienter Patienten zu fördern und dies auf einem didaktisch geschickt dargebotenen theoretischen Hintergrund.

In diesem Sinne wünsche ich der Schrift eine weite Verbreitung.

Bonn, März 1980   Hans J. Dengler

Inhaltsverzeichnis

1 Pathophysiologie

1.1 Determinanten der kardialen Förderleistung

Das Schlagvolumen des gesunden Herzens wird bestimmt durch:
1. die Vorbelastung,
2. die Kontraktilität und
3. die Nachbelastung.

1.1.1 Vorbelastung (enddiastolisches Volumen)

Die Förderleistung des jeweiligen Ventrikels hängt wesentlich von der enddiastolischen Faserlänge, also dem enddiastolischen Volumen ab, in das bei einer normalen Herzfunktion folgende Größen eingehen (Abb. 1):

1. *Gesamtblutvolumen.* Dies kommt klinisch z. B. bei einer akuten schweren Blutung zum Ausdruck, wenn die Vorbelastung und dadurch die Schlagarbeit absinkt.
2. *Verteilung des Blutvolumens.* Die Verteilung des Blutvolumens nach intra- und extrathorakal wird durch Körperhaltung, intrathorakalen Druck, intrakardialen Druck, venösen Tonus und Muskelpumpe beeinflußt. Unter Berücksichtigung dieser Faktoren sind die Beschwerden bei einem Orthostasesyndrom mit einem verminderten venösen Rückstrom und als Folge einer gestörten Förderleistung des Herzens verständlich.
3. *Vorhofbeteiligung für die Kammerfüllung.* Die Vorhofbeteiligung gewinnt besonders bei einer Kammerhypertrophie an Bedeutung.

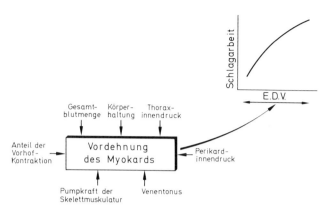

Abb. 1. Faktoren, die die Vorbelastung des Herzens beeinflussen. E. D. V. = Enddiastolisches Volumen. (Nach Braunwald et al.)

Tritt unter diesen Umständen Vorhofflimmern auf, kann das aufgrund der Kompensationsmechanismen noch ausreichende Herzzeitvolumen kritische Werte unterschreiten.

1.1.2 Kontraktilität

Auch unter den Voraussetzungen einer konstanten Vor- und Nachbelastung kann die Förderleistung des Herzens durch mehrere Einflüsse, die die Kraft-Geschwindigkeit-Längebeziehung verschieben, verändert werden. Mögliche Ursachen für diese Kontraktilitätsveränderungen sind (Abb. 2):

1. Aktivität des sympathischen Nervensystems, die sich sowohl in der Katecholaminfreisetzung unmittelbar am Myokard als auch in der Menge von zirkulierenden Katecholaminen manifestiert,
2. Herzfrequenz,
3. verabreichte positiv inotrop wirksame Substanzen (Sympathikomimetika, Theophyllin, Digitalis),
4. sich negativ inotrop auswirkende Faktoren, wie myokardiale Hypoxie, Hyperkapnie, Acidose,
5. negativ inotrop wirksame Medikamente wie Anästhetika, Antiarrhythmika, Neuroleptika, Antidepressiva, Schlafmittel,

2

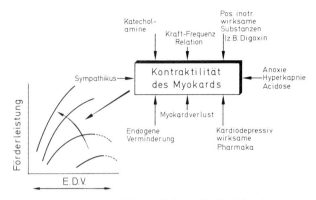

Abb. 2. Faktoren, die die Kontraktilität und damit die Funktionskurve des Herzmuskels beeinflussen. E. D. V. = Enddiastolisches Volumen. (Nach Braunwald et al.)

6. Verlust an myokardialer Arbeitsmuskulatur,
7. Myokardinsuffizienz.

1.1.3 Nachbelastung

Schließlich hat auch die Nachbelastung großen Einfluß auf die Ventrikelfunktion. Geschwindigkeit und Ausmaß der Verkürzung bei vorgegebener diastolischer Faserlänge sowie einer bestimmten Kontraktilität sind umgekehrt proportional zur Nachbelastung des untersuchten Muskels (Abb. 3). Die Nachbelastung des Herzens ist als die Spannung, die in der Kammerwand während der Ejektion besteht, definiert und durch die Parameter Aortendruck und Herzgröße festgelegt. Das Gesetz von Laplace (Abb. 16) beschreibt die Wandspannung als eine Funktion des mathematischen Produkts von intrakavitärem Druck und Kammerradius. Das bedeutet, daß die Nachbelastung des linken Ventrikels unter der Voraussetzung eines konstanten Aortendrucks bei einer Dilatation der linken Herzkammer größer wird. Der Radius der linken Herzkammer hängt von der Vorbelastung und dem Aortendruck ab, dieser seinerseits von der peripheren Resistenz und dem Blutvolumen im arteriellen System. Bei einer

3

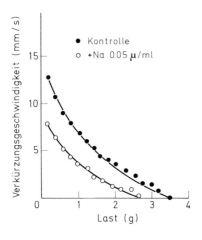

Abb. 3. Abhängigkeit der Verkürzungsgeschwindigkeit von der Vordehnung unter Kontrollbedingungen und unter Noradrenalineinfluß (NA). (Nach Braunwald et al.)

Steigerung von Vorbelastung und Kontraktilität wird die Förderleistung des Herzens erhöht, bei einem Anstieg der Nachbelastung jedoch vermindert. Ausmaß der Faserverkürzung und Kammergröße sind also die entscheidenden Faktoren, die das Schlagvolumen bestimmen.

Ein Anstieg des arteriellen Drucks – mathematisch das Produkt aus Herzzeitvolumen und peripherer vaskulärer Resistenz – erhöht die Nachbelastung, die die myokardiale Faserverkürzung und damit Schlag- bzw. Herzzeitvolumen vermindert. Eine leichte Erhöhung der Nachbelastung verändert aber bei normaler Herzfunktion nicht notwendigerweise das Schlagvolumen. Ist die linksventrikuläre Funktion jedoch beeinträchtigt, gewinnt der Widerstand gegenüber der Ejektion große Bedeutung für die Förderleistung. Dieser Widerstand wird bei einem geringen Schlagvolumen durch neurale, humorale oder strukturelle Veränderungen erhöht und reduziert wegen des unter diesen Bedingungen vermehrten myokardialen Sauerstoffbedarfs erneut das Herzzeitvolumen. Diese Beobachtung macht deutlich, daß auch Veränderungen in der Gefäßperipherie für die Entwicklung einer Herzinsuffizienz mitverantwortlich sein können.

Die aufgeführten, die Förderleistung des Herzens bestimmenden Faktoren wirken in einer sehr komplexen Weise zusammen, um ein den Anforderungen der Peripherie angepaßtes Herzzeitvolumen aufrechtzuerhalten. Die Änderung von nur einer dieser Kompomenten hat in einem im übrigen gesunden Organismus keine weitgehenden Folgen. Ein leichter Blutverlust oder der Wegfall der Vorhofbeteiligung für die Kammerfüllung z. B. können kompensiert werden, ohne daß sich eine Verminderung des Herzzeitvolumens ergibt. Unter diesen Bedingungen kommen andere Mechanismen, wie z. B. ein Anstieg der Herzfrequenz zur Aufrechterhaltung des Herzzeitvolumens, zur Geltung.

Besteht kein physiologischer Bedarf für eine Durchblutungssteigerung, kann ein weiterer Anstieg des Herzzeitvolumens auch gehemmt werden, wie bei einer Vermehrung des Blutvolumens oder der Steigerung der myokardialen Kontraktilität durch Digitalis bei herzgesunden Personen. Der limitierende Faktor für das Herzzeitvolumen scheint bei einem gesunden Herzen eher die venöse Füllung als eine veränderte Kontraktilität des Myokards zu sein.

1.2 Bemerkungen zur Mechanik des Myokards

Das Verhalten des Skelettmuskels wurde bereits zu Beginn dieses Jahrhunderts recht genau untersucht. Die mechanische Aktivität läßt sich im wesentlichen durch zwei Muskeleigenschaften definieren, nämlich den Fähigkeiten, sich zu verkürzen und Spannung zu entwikkeln. Hill wies nach, daß die Verkürzungsgeschwindigkeit in einem umgekehrten Verhältnis zu der Spannungsentwicklung steht. Dieses Verhältnis findet Darstellung in der sog. Kraft-Geschwindigkeitsbeziehung, die einfacher ausgedrückt besagt: je größer die Last, desto geringer die Verkürzungsgeschwindigkeit des Muskels und umgekehrt. Inzwischen wurde das Konzept der Kraft-Geschwindigkeitsbeziehung vom Skelettmuskel auf den Herzmuskel übertragen, wobei allerdings ein grundlegender Unterschied zwischen Skelettmuskel und Herzmuskel zu berücksichtigen ist: Der Skelettmuskel zeichnet sich durch eine festgelegte Kraft-Geschwindigkeitskurve aus, wobei die Beziehung von Kraft und Geschwindigkeit bei jeder vorgegebenen Muskellänge konstant ist. Die Leistung wird durch die Beteiligung von weiteren, bisher nicht beanspruchten Muskelfasern gesteigert, wobei die Kontraktilität jeder individuellen Muskelfaser konstant bleibt. Im Gegensatz dazu ist im Herzmuskel die Anzahl der aktivierten Muskelzellen während des Kontraktionsvorganges konstant. Die Leistung des Myokards kann jedoch unter physiologischen Bedingungen durch Unterschiede sowohl in der Vorlast als auch in der Kontraktilität verändert werden. Beide Phänomene beeinflussen die Kraft-Geschwindigkeitskurve. Abbildung 4 zeigt eine Anzahl von Kraft-Geschwindigkeitskurven, die vom isolierten Herzmuskel gewonnen wurden. Jede Kurve geht von einer unterschiedlichen Vorbelastung, d. h. einem unterschiedlichen Grad der Vordehnung aus. Dabei ist zu beachten, daß Veränderungen in der Vorbelastung das Interzept der Geschwindigkeitskurve auf der Abszisse ändern, d. h. die isometrische Kraft des Muskels wird verstärkt. Diese Veränderungen in der Vorbelastung beeinflussen jedoch nicht unbedingt die Verkürzungsgeschwindigkeit, da alle Kurven sich zu demselben Interzept auf der Ordinate verlängern lassen. Unterschiede in der Ausgangslänge verlagern die Kraft-Geschwindigkeitskurve also durch eine Veränderung der Gesamtkraft, die vom Muskel entwickelt werden kann. Vergleicht man die so erzielte Verschiebung der Kraft-Geschwindigkeitskurve mit jener, die durch positiv inotrop wirksame Substanzen, wie Digitalis, Kalziumionen und Noradrenalin bei gleicher Ausgangslänge gewonnen wird, so wird ersichtlich, daß die kontraktilitätssteigernden Stimuli nicht nur die Kraft (Interzept der Kraft-Geschwindigkeitskurve auf der horizontalen Achse), sondern auch die Verkürzungsgeschwindigkeit des nicht belasteten Muskels (Interzept auf der vertikalen Achse) verändern (Abb. 5).

1.3 Definition und Ursachen der Erkrankung

Die Herzinsuffizienz ist zwar als klinisches Beschwerdebild mit den typischen Symptomen einfach zu beschreiben, aber auf physiologischer oder biochemischer Grundlage nur schwer und unvollständig zu definieren. Vereinfachend läßt sich die Myokardinsuffizienz als ein Zustand bezeichnen, in dem das Herz aufgrund einer Funktionsstörung nicht in der Lage ist, den Organismus den Bedürfnissen ent-

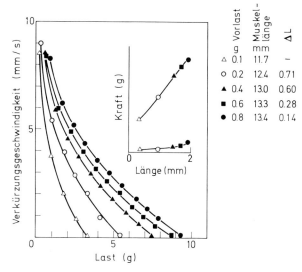

Abb. 4. Auswirkung von zunehmenden Ausgangslängen des Muskels auf die Kraft-Geschwindigkeitsbeziehung (Präparat: Papillarmuskel der Katze). Die Verkürzungsgeschwindigkeit ist als Funktion der Kraft bei 5 unterschiedlichen Vordehnungen dargestellt. Die maximale Verkürzungsgeschwindigkeit (V max) bleibt im Gegensatz zur maximalen Kraft der Kontraktion unverändert. (Nach Braunwald et al.)

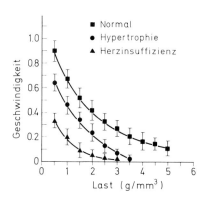

Abb. 5. Abhängigkeit der Verkürzungsgeschwindigkeit von der Vordehnung unter Kontrollbedingungen bei der Hypertrophie und der Herzinsuffizienz. (Nach Braunwald et al.)

7

sprechend mit Blut zu versorgen. Die Erkrankung beruht meist auf einer Beeinträchtigung der myokardialen Kontraktilität.

Eine sog. myogene Herzinsuffizienz hat ihre primäre Ursache in einer verminderten Kontraktionskraft des Herzmuskels. Extramyokardiale Gründe für eine Herzinsuffizienz sind Kontraktilitätsstörungen auf dem Boden eines Klappenfehlers, einer Perikarderkrankung oder anhaltender Rhythmusstörungen. Das klinische Bild einer Herzinsuffizienz ohne erkennbare Störung der Myokardfunktion ist selten. Dabei wird das nicht vorgeschädigte Herz plötzlich starken Überlastungen ausgesetzt, welche die Kompensationsmöglichkeiten überschreiten, wie z. B. die hypertensive Krise, die Ruptur einer Tasche der Aortenklappe, die massive Lungenembolie oder Störungen der diastolischen Füllung der Herzkammern (Trikuspidal-, Mitralstenosen, kontriktive Perikarditis oder Endokardfibrose). Eine Herzinsuffizienz sollte auch von Störungen der Wasser- und Kochsalzbilanz, wenn die Myokardfunktion selbst nicht eingeschränkt ist, unterschieden werden.

Bei einer Beeinträchtigung der Kontraktilität oder einer Überbelastung des Myokards, insbesondere wenn beide Störungen gemeinsam vorliegen, ist das Herz auf folgende Kompensationsmechanismen angewiesen:

1. Frank-Starling-Mechanismus: Mit Zunahme der Ausgangsfaserlänge bzw. des enddiastolischen Volumens einer Kammer (preload) werden Kontraktionskraft bzw. isometrische Spannungsentwicklung sowie das Schlagvolumen gesteigert.
2. Vergrößerung der Herzmuskelmasse (Hypertrophie).
3. Vermehrte Freisetzung an Katecholaminen durch die sympathischen Nervenendigungen und das Nebennierenmark.

Diese Kompensationsmechanismen sorgen zunächst für eine normale Pumpfunktion des Herzens, sind jedoch erschöpfbar und versagen schließlich beim Fortschreiten der Myokardinsuffizienz. Das Auftreten von klinischen Symptomen zeigt an, daß die Kompensationsmöglichkeiten überschritten sind.

1.4 Verhalten des Herzzeitvolumens

Das Herzzeitvolumen (Normalwert: 2,6–3,6 l/min/m^2 Körperober-fläche) ist bei der Insuffizienz zunächst nur unter der Belastung ver-mindert, später allerdings auch unter Ruhebedingungen („low-out-put-failure"). Bei besonderen Formen der Herzinsuffizienz jedoch findet sich die geförderte Blutmenge eher erhöht, wenn nämlich zu-sätzlich eine Erkrankung vorliegt, die die Nachbelastung vermindert, wie Hyperthyreose, Anämie, arteriovenöse Fisteln, Beriberi, M. Pa-get („high-output-failure").

Der zur Entwicklung einer Herzinsuffizienz bei einem zunächst er-höhten Herzzeitvolumen führende Mechanismus ist sehr komplex und hängt von der jeweiligen zugrundeliegenden Erkrankung ab. Das unter diesen Bedingungen oft große Volumen an Blut zur Ver-sorgung des peripheren Gewebes hat einen ähnlichen Effekt auf die Ventrikel wie eine Klappeninsuffizienz. Bei einer Thyreotoxikose oder einer Beriberi-Erkrankung ist zusätzlich der Myokardstoff-wechsel selbst beeinträchtigt, eine Anämie schädigt den Herzmuskel durch Anoxie.

Unabhängig von dem Absolutwert des Herzzeitvolumens sollte dann vom Vorliegen einer Myokardinsuffizienz ausgegangen werden, wenn typische klinische Symptome bestehen. Charakteristisch ist die gestörte Versorgung des peripheren Gewebes mit Sauerstoff. Die gesteigerte Sauerstoffausschöpfung im peripheren Gefäßbett führt zu einer großen arteriovenösen Sauerstoffdifferenz, die sich in einem frühen Stadium der Erkrankung nur unter körperlicher Belastung zeigt. Bei einer „high-output"-Herzinsuffizienz ist dagegen die arte-riovenöse Sauerstoffdifferenz normal oder sogar vermindert, weil von dem stoffwechselaktiven Gewebe Blut in das venöse System „weggeshunted" wird. Allerdings nimmt die O$_2$-Differenz zwischen arteriellem und venösem Blut mit dem Ausmaß der Insuffizienz zu. Die geringere Hämoglobin-Sauerstoffaffinität stellt daher einen wichtigen Kompensationsmechanismus bei der Myokardinsuffizienz dar. Sie beruht auf einer Anreicherung von 2.3-Diphosphoglycerat in den Erythrozyten, die eine Verschiebung der Sauerstoff-Hämoglo-bin-Dissoziationskurve nach rechts zur Folge hat. Dadurch wird der Sauerstofftransport in das stoffwechselaktive Gewebe erleichtert.

Zusätzlich sind Gewebeacidose und verlangsamte Zirkulationszeit bei der Herzinsuffizienz für die Sauerstoffversorgung des stoffwechselaktiven Gewebes von Bedeutung. Drei Mechanismen sind nach Guyton und Mitarbeiter für die Entstehung der typischen Symptomatologie einer Herzinsuffizienz wichtig:

1. die Verminderung des Herzzeitvolumens mit einer Drosselung der Durchblutung des peripheren Gefäßbettes,
2. die Druckerhöhung im linken Vorhof mit resultierender Lungenstauung,
3. die Druckerhöhung im rechten Vorhof mit einer Stauung in den großen Kreislauf.

Die Veränderungen treten gleichzeitig oder nacheinander auf und erklären so das vielfältige klinische Bild einer Stauungsinsuffizienz, das selbstverständlich auch von der Zeitdauer abhängig ist, in der sich die Beeinträchtigung des betroffenen Ventrikels entwickelt hat. Ist die im Systemkreislauf befindliche Blutmenge über einen längeren Zeitraum vermindert und werfen einer oder beide Ventrikel einen nicht ausreichenden Anteil des enddiastolischen Volumens aus, kommt es zu einer komplexen Folge von Anpassungen, die schließlich eine Flüssigkeitsretention bewirken. Viele klinische Symptome der Herzinsuffizienz entstehen aufgrund einer Flüssigkeitsansammlung, die allerdings bis zu einem gewissen Grad einen Kompensationsmechanismus darstellt, insofern als der Organismus versucht, durch die Vermehrung der enddiastolischen Füllung ein ausreichendes Herzzeitvolumen aufrechtzuerhalten. Die Steigerung des enddiastolischen Volumens und des enddiastolischen Druckes erhöht nach dem Frank-Starling-Gesetz die Förderleistung des Herzens. Dies trifft allerdings nicht für eine fortgeschrittene Herzinsuffizienz zu, bei der die Folgen einer weiteren Flüssigkeitsretention Lungenstauung und -ödem sind.

Bei der Myokardinsuffizienz kommt es zusätzlich zu einer Umverteilung des Blutes durch Vasokonstriktion infolge eines erhöhten Sympathikotonus. Dies ist besonders dann der Fall, wenn Kreislaufbelastungen, wie körperliche Anstrengungen, erhöhte Temperaturen oder eine Anämie, die Symptome zu einer Herzinsuffizienz verstärken und das Herzzeitvolumen nicht gesteigert werden kann. Nimmt der Schweregrad der Herzinsuffizienz zu, zeigt sich jedoch auch eine veränderte Verteilung unter Ruhebedingungen.

1.5 Kontraktilität des hypertrophierten Herzens

Bekanntlich versucht das Herz durch die Entwicklung einer Hypertrophie einer Mehrbelastung standzuhalten. Unterliegt jedoch eine Herzkammer über eine längere Zeit einer Überbeanspruchung, ohne durch eine Hypertrophie eine Kompensation herbeiführen zu können, wird sie schließlich versagen. Ergebnisse früherer Untersuchungen über die myokardiale Kontraktilität bei Patienten und Labortieren bei unterschiedlich starker Überbelastung waren schwer vergleichbar, weil bei der Quantifizierung der Herzarbeit in situ große Ungenauigkeiten in Kauf genommen werden müssen. Deshalb wurden große Erwartungen in die Aufklärung des Verhaltens des isolierten Herzmuskels unter Insuffizienzbedingungen gesetzt.

Tiermodelle mit sowohl Volumen- als auch Druck-überlasteten Herzen zeigten dann auch eine Verminderung der absoluten Kraft und der Geschwindigkeit der Kraftentwicklung des isolierten Trabekelmuskels. Beide Größen waren auch bei der Anwendung positiv inotroper Stimuli gegenüber entsprechenden Kontrollen deutlich vermindert.

1.6 Kontraktilität im Stadium der Kompensation

Die kontraktile Leistung der rechten Herzkammer ist bei einer experimentell erzeugten Pulmonalstenose deutlich vermindert, besonders wenn eine Herzinsuffizienz entstanden ist. Untersuchungen mit veränderter Vorbelastung durch Infusion oder Entblutung weisen darauf hin, daß die Verminderung der Kontraktilität beim hypertrophierten und insuffizienten Herzen auf einer Störung der Funktion jeder einzelnen Myokardzelle beruht. Die auslösenden humoralen Faktoren des umgebenden Gewebes sind bisher unbekannt. Die Beeinträchtigung der Myokardfunktion auf zellulärer Basis wird auch durch in vitro vorgenommene Versuche unter den Bedingungen eines konstanten physikalischen und chemischen Milieus belegt. Die Pumpleistung des Herzens mag durchaus noch intakt sein, wenn sich die Kontraktilität am isolierten Muskelpräparat bereits vermindert darstellt. Unter einer chronischen Überbeanspruchung steht die Vermehrung der Muskelmasse möglicherweise mit dem Frank-Starling-Mechanismus und dem gesteigerten Sympathikotonus in Zusammenhang. Die Kreislauffunktion wird durch diese Mechanismen zunächst trotz der Kontraktilitätsverminderung jeder einzelnen Myokardeinheit aufrechterhalten. Eine leichte Beeinträchtigung wird durch eine Verminderung der Verkürzungsgeschwindigkeit (V_{max}) jeder Myokardfaser angedeutet, wobei die isometrische Kraftentwicklung nur geringfügig reduziert ist, aber im Verlauf der Herzinsuffizienz dann deutlich abnimmt. Die Kreislaufkompensation erfolgt zwar zunächst durch eine Dilatation und Hypertrophie des Herzens, bei einer weiteren Beeinträchtigung der Kontraktilität tritt jedoch eine Stauungsinsuffizienz auf.

Die Kontraktilität erholt sich bei einer durch Drucküberbelastung entstandenen Hypertrophie im Tierexperiment wieder, wenn das Strömungshindernis beseitigt wird und die Hypertrophie sich zurückentwickelt. Dies scheint auch dann möglich, wenn die Druckerhöhung über längere Zeit bestanden hatte.

Bei einer Volumenüberbelastung aufgrund eines experimentell erzeugten Vorhofseptumdefektes zeigen die Papillarmuskeln ein normales Kontraktilitätsverhalten, denn sie weisen im Gegensatz zu entsprechenden, von Tieren mit einer druckinduzierten Kammerhypertrophie gewonnenen Präparaten keine Veränderungen in der Kraft-Geschwindigkeits- oder Länge-Spannungskurve auf. Die Ursache der die Hypertrophie hervorrufenden Belastung ist also entscheidend dafür, ob zusätzlich eine Verminderung der myokardialen Kontraktilität vorliegt oder nicht. So bleibt die Länge-aktive-Spannungsbeziehung des dilatierten und hypertrophierten Herzmuskels praktisch unverändert, wenn bei einem Versuchstier operativ eine Fistel zwischen Aorta und Vena cava inferior angelegt wird. Im Verlauf einer Woche steigt der linksventrikuläre enddiastolische Druck zwar an, bleibt dann allerdings konstant, während der linksventrikuläre enddiastolische Durchmesser weiter an Größe zunimmt. Nach der Anpassung an den Shunt wird das diastolische Volumen zu jedem vorgegebenen Druck bis zu einem gewissen Grenzwert zunehmen, wobei aber die Myokardfunktion keine Beeinträchtigung aufweist. Bei einem hämodynamisch größeren Shunt und Zeichen einer Stauungsinsuffizienz ist jedoch auch die myokardiale Kontraktilität entsprechend vermindert.

Die Zunahme der Wandstärke und die Umstrukturierung der betroffenen Herzkammer zu einer mehr sphärischen Form stellen Versuche dar, die Wandspannung in etwa konstant zu halten. Die betroffene Herzkammer kompensiert also die Volumenüberbelastung durch eine Veränderung der Kammergeometrie und durch eine Vermehrung der Anzahl an Sarkomeren, Vorgänge, die eine Steigerung des Schlagvolumens ermöglichen. Die Länge der Sarkomeren bleibt bei diesen Umbauvorgängen unverändert. Die Dilatation und die Hypertrophie bei einer chronischen Volumenüberbelastung gewährleisten im kompensierten Stadium eine Verbesserung der Gesamtleistung des Herzens bei einer normalen Funktion jeder einzelnen Muskeleinheit. Die Vermehrung der Sarkomerenanzahl stellt also neben der Vergrößerung der Vorbelastung des entsprechenden Ventrikels einen weiteren Reservemechanismus bei der Volumenbelastung dar.

1.7 Hämodynamische Befunde

Patienten mit einer Myokardinsuffizienz zeichnen sich in der Regel durch größere enddiastolische und endsystolische Kammervolumina bei einer verminderten systolischen Förderleistung aus. Das linksventrikuläre enddiastolische Volumen kann das Fünffache des Normalen betragen, die systolische Auswurffraktion (Schlagvolumen in % des enddiastolischen Volumens) ist unter diesen Bedingungen allerdings vermindert. Die Kammerdilatation stellt einen Kompensationsversuch des Organismus dar, um die verminderte Myokardfunktion auszugleichen. Die systolische Auswurffraktion fällt bei einer schweren Herzinsuffizienz bis auf etwa 5–10% ab.

Eine Verminderung des Blutvolumens, wie z. B. unter einer massiven diuretischen Therapie, hat auch eine Reduktion des enddiastolischen Volumens zur Folge. Das Schlagvolumen reicht dann nur selten für eine normale Ejektionsfraktion und ist häufiger eingeschränkt als das Herzminutenvolumen, weil sich anfänglich eine Tachykardie einstellt.

Bei einer chronischen Volumenbelastung, wie bei einer Insuffizienz der Aorten- oder Mitralklappe wird das Schlagvolumen vorwiegend durch eine größere ventrikuläre Dilatation (erhöhtes preload) und eine Verminderung des Widerstands gegenüber der Kammerentleerung (vermindertes afterload) aufrechterhalten. Das Gewicht der linken Herzkammer ist daher aufgrund einer Hypertrophie erhöht, wobei aber die Wanddicke zunächst nicht zunimmt. Bis zu 350 ml Blut können so pro Aktion ausgeworfen werden.

Wenn im Verlauf einer Mitralklappeninsuffizienz schließlich klinisch faßbare Stauungszeichen auftreten, wird das linksventrikuläre enddiastolische Volumen zunächst größer, aber das Gesamtschlagvolumen − d. h. die Summe des antegrad und retrograd ausgeworfenen Volumens − sowie die Ejektionsfraktion nehmen ab. Zusätzlich kommt es zu einem Anstieg der peripheren vaskulären Resistenz und damit auch der ventrikulären Nachbelastung.

Im Gegensatz zu den hämodynamischen Veränderungen einer Volumenüberbelastung bleiben bei einer Drucküberbelastung die Ejektionsfraktion und das enddiastolische Volumen über lange Zeit normal, im Endstadium erfolgt jedoch eine progressive ventrikuläre Dilatation. Für die hämodynamische Anpassung ist die Entwicklung einer Hypertrophie entscheidend, die in einer größeren Wanddicke und in einer Zunahme der Kammermuskulatur zum Ausdruck kommt. Die Entwicklung der Hypertrophie schreitet so lange fort, bis die Überbelastung des Myokards sich wieder normalisiert. Wie im Falle der Volumenüberbelastung existieren allerdings auch bei einer Druckbelastung obere Grenzen der Adaptationsmöglichkeit, denn das Gewicht des hypertrophierten linken Ventrikels übersteigt selten 900 g.

1.8 Myokardmechanik bei einer Herzinsuffizienz aufgrund von Klappenfehlern

Patienten mit klinischen Zeichen einer Linksherzinsuffizienz können zwar normale Druck- und Volumenparameter, dabei aber bereits eine verminderte Kraft-Geschwindigkeits-Beziehung aufweisen. Die am isolierten Herzmuskel bestimmten Indizes sind also empfindlicher als die hämodynamisch gewonnenen Größen. Eine enge Beziehung zwischen linksventrikulärer Leistung und Kontraktilität besteht bei Patienten mit einer Aortenstenose. Liegen normale Kontraktilitätswerte vor, finden sich auch keine hämodynamischen oder klinischen Hinweise für eine Herzinsuffizienz. Bei einer gestörten Kontraktilität zeigen sich jedoch häufig sowohl klinische Zeichen als auch entsprechende hämodynamische Veränderungen im Sinne einer Linksherzinsuffizienz. Die Verminderung der linksventrikulären Kontraktilität bei einer durch eine Aortenstenose hervorgerufenen Hypertrophie hängt vom Ausmaß der Druckbelastung und dem Alter des Patienten ab.

Bei einer schweren Aortenklappeninsuffizienz ist die Störung der Pumpfunktion unmittelbare Folge der verminderten Kontraktilität des linken Ventrikels, so daß die beeinträchtigte Förderleistung nicht einfach als Ausdruck einer Volumenüberbelastung gedeutet werden darf. Die Verminderung der Kontraktilität läßt sich durch eine verminderte Verkürzungsgeschwindigkeit nachweisen. Das Ausmaß der Einschränkung der Pumpfunktion des Herzens wird in der veränderten Beziehung zwischen linksventrikulärem enddiastolischem Druck und effektivem Herzzeitvolumen deutlich. Der linksventrikuläre enddiastolische Druck und das Herzzeitvolumen sind dagegen bei einer schweren Aorteninsuffizienz ohne Störung der Pumpfunktion normal. Bei einer verminderten Kontraktilität aufgrund einer lange bestehenden Aorteninsuffizienz wird durch eine chirurgische Korrektur oft eine hämodynamische Besserung, nicht aber eine Normalisierung der Kontraktilitätsparameter erzielt. Die gesteigerte Förderleistung dürfte deshalb nicht als eine Verbesserung der Kontraktilität, sondern als eine Abnahme der Regurgitation anzusehen sein.

Bei der Mitralklappeninsuffizienz übersteigt das gesamte linksventrikuläre Auswurfvolumen, d. h. die Summe des antegrad geförderten und regurgierten Volumens, zunächst das unter normalen Umständen ausgeworfene Volumen. Selbst dann, wenn bereits Zeichen einer leichten Myokardinsuffizienz vorliegen, lassen sich diese Beobachtungen machen. Die Förderleistung wird sowohl durch eine größere enddiastolische Faserlänge als auch durch die Reduktion der Nachbelastung aufrechterhalten. Die linksventrikuläre Auswurfgeschwindigkeit ist jedoch fast immer vermindert. Wichtig scheint weiterhin, daß bei einer tierexperimentell induzierten akuten Mitralinsuffizienz die Geschwindigkeit der linksventrikulären Kontraktion zunächst sogar gesteigert ist. Eine normale Ejektionsfraktion bei der Mitralinsuffizienz weist demnach zwar auf eine normale Kammerfunktion hin, die Kontraktilität mag aber dennoch beeinträchtigt sein.

1.9 Energiebilanz bei Herzmuskelinsuffizienz

1.9.1 Myokarddurchblutung

Die Koronardurchblutung scheint bei der Herzinsuffizienz bezogen pro Gewichtseinheit Myokard nicht vermindert zu sein. Die Extraktion an Substraten (freie Fettsäuren, Glukose, Lactat, Aminosäuren, Ketokörper) oder Sauerstoff erfolgt nach den bisher vorliegenden Befunden ebenfalls ungestört. Wegen der Dauertätigkeit des Herzens ist der Sauerstoffverbrauch und damit der Anteil des Zeitvolumens für das Koronarsystem hoch (5%). Der kardiale Energieumsatz beträgt unter Ruhebedingungen 150–180 Cal pro Tag (etwa 10% des Grundumsatzes). Bedenkt man, daß das Gewicht des Herzens im gesunden Organismus durchschnittlich nur 0,43% des Körpergewichts ausmacht, dann errechnet sich das 23fache an Sauerstoffverbrauch im Vergleich zum Gesamtorganismus pro Gewichtseinheit.

In Ruhe verstoffwechselt das Myokard pro Minute 25–30 ml Sauerstoff, d. h. 36–43 l pro Tag, während auf den übrigen Organismus in der gleichen Zeit etwa 300 ml/min entfallen.

Eine endgültige Beurteilung der Durchblutung, Substrat- und Sauerstoffextraktion im insuffizienten Herzen ist allerdings zur Zeit deshalb nicht mit letzter Sicherheit möglich, weil die Spezifität der angewandten Verfahren nicht groß ist.

Den Befunden über die Energiebilanz des Myokards bei der Herzinsuffizienz sollen Daten, die am gesunden Herzen gewonnen wurden, vorangestellt werden:

Direkte Energielieferanten für die Kontraktion sind Adenosintriphosphat und Kreatinphosphat. Diese energiereichen Phosphate werden in den Mitochondrien, die in den Myokardzellen reichlich vorzufinden sind, synthetisiert (oxydative Phosphorylierung), indem die Oxydationsenergie der Substrate auf dem Fließband der Atmungskette umgespeichert und damit für die Kontraktion verfügbar wird.

Voraussetzung für den Abbau der energiereichen Phosphate und damit für die Auslösung der Kontraktion der Herzmuskelzellen ist die Anwesenheit einer bestimmten ATP-ase (Myofibrillen-ATP-ase) sowie von Kalzium- und Magnesiumionen. Störungen bei der Herzinsuffizienz könnten nun auf den Ebenen der Energieproduktion, Energiespeicherung, Energieausnutzung oder bei der elektromechanischen Koppelung zu suchen sein.

1.9.2 Energieproduktion

Die Energieproduktion im Herzmuskel ist lediglich bei besonderen Formen einer Herzinsuffizienz, z. B. der Beriberi-Erkrankung, eindeutig gestört. Bestimmte Konzentrationen an Thiamin sind eine wesentliche Voraussetzung für den Eintritt von Pyruvat in den Zitronensäurezyklus und für mehrere Reaktionen innerhalb des Zyklus. Ein Thiaminmangel führt zu einer verminderten Energieausnutzung am isolierten Herzmuskelpräparat und zu einer äußerst geringen Pyruvatextraktion. Eine weitere Form der Herzinsuffizienz aufgrund einer Störung der Energieproduktion ist die hereditäre Myokardiopathie des Hamsters.

Bei den üblichen Formen der Herzinsuffizienz des Menschen jedoch ergaben sich nach den bisherigen Befunden keine Hinweise für eine Störung der Energieproduktion im Herzmuskel.

1.9.3 Energiespeicherung

In der zweiten Phase des Herzstoffwechsels, der Energiespeicherung und -bereitstellung wird die Energie aus der Substratoxydation in energiereiche Phosphate, also Kreatinphosphat und Adenosintriphosphat, umgewandelt.

Die Effektivität der Energieproduktions- und Energiespeicherungsmechanismen läßt sich durch die Bestimmung der Vorräte an ATP und CP im Myokard erfassen. Die Energiespeicherung wird dabei durch das P:O Verhältnis gemessen, d. h. das Verhältnis von produzierten energiereichen Phosphaten zu dem in den Mitochondrien verbrauchten Sauerstoff sowie der Kopplung von Elektronentransport und der Synthese energiereicher Phosphatverbindungen.

Obwohl im Tierversuch auch Störungen auf der Ebene der Energiespeicherung nachgewiesen wurden, scheinen die schweren Beeinträchtigungen der kardialen Förderleistung beim Menschen ohne Veränderungen in der Mitochondrienfunktion oder Reduktion der Vorräte an energiereichen Phospaten einherzugehen.

1.9.4 Energieausnutzung

Als die der Herzinsuffizienz zugrundeliegende Störung wurde über eine längere Zeit eine verminderte Energiefreisetzung aufgrund von Veränderungen der kontraktilen Proteine angenommen, eine Theorie, die heute nicht mehr haltbar ist. Denn es ließ sich weder eine Reduktion der extrahierbaren Proteine noch eine qualitative Veränderung des kontraktilen Elements nachweisen. Inzwischen haben vielmehr mehrere Studien belegt, daß die Aktivität der Myofibrillen-ATP-ase vermindert ist. Diese Einbuße an Aktivität könnte für eine gestörte Energieausnutzung verantwortlich sein. Das würde bedeuten, daß weniger ATP abgebaut wird, daß jener Prozeß also, der schließlich zur Verkürzung und Kraftentwicklung der kontraktilen Filamente führt, gestört ist.

1.9.5 Elektromechanische Koppelung

In vitro durchgeführte Experimente ergaben Hinweise darauf, daß bei der Herzinsuffizienz die Bereitstellung von Kalziumionen beeinträchtigt ist. Die Kalziumionenkonzentration im Myoplasma wird durch eine Vielzahl von zellulären Strukturen, u. a. des Sarkolemms, des sarkoplasmatischen Retikulums und der Mitochondrien, beeinflußt. Veränderungen an diesen Organzellen oder Verschiebungen der intrazellulären Konzentrationen an anderen Kationen, an freien Fettsäuren oder an Adenonukleotiden, die den intrazellulären Kalziumionentransport regulieren, können so für die Entstehung einer Herzinsuffizienz mitverantwortlich sein. Die Kalziumionen aktivieren selbst eine ATP-ase, die ihre Aufnahme in die intrazellulären Strukturen bewirkt. Tierexperimentell findet sich bei der Herzinsuffizienz zwar immer eine Beeinträchtigung des Kalziumionenumsatzes, die Art der Störung hängt aber von der Versuchsanordnung ab. Oft ist die Kalziumionenbindung der schweren mikrosomalen Fraktion, i. e. des sarkoplasmatischen Retikulums, vermindert. Bei der Kardiomyopathie des Hamsters ist die Kalziumionenbindung der Mitochondrien früher und in einem größeren Ausmaß gestört als die der schweren Mikrosomen. Andererseits ist bei substratentleerten Herzen die Bindung der Mitochondrien und Mikrosomen gleichmäßig betroffen. Durch Hypoxie geschädigte Herzen weisen einen gering verminderten mitochondrialen und stärker veränderten mikrosomalen Kalziumionentransport auf. Eine verminderte Kalziumionenbindung der schweren Mikrosomen findet sich schließlich bei den durch Sympathikomimetika verursachten Myokardnekrosen. Dies trifft in diesem Fall jedoch nicht für die Mitochondrien zu. Die Toxizität von Isoproterenol ist bei höheren Temperaturen größer, wenn auch die Kalziumionenbindung der Mikrosomen stärker zum Ausdruck kommt. Ein extremer Einstrom von Kalziumionen in das Myoplasma und ihre verminderte Bindung an das sarkoplasmatische Retikulum können durch eine starke Aktivierung der Kalziumionenabhängigen ATP-ase sowie durch eine Beeinträchtigung der mitochondrialen Phosphorisierungskapazität zur Kardiotoxizität führen. Im Herzmuskelgewebe von Patienten, die sich wegen einer therapierefraktären Myokardinsuffizienz einer Herztransplantation unterziehen mußten, ließ sich auch tatsächlich eine verminderte Akkumulations- und Freisetzungsgeschwindigkeit von Kalziumionen nachweisen.

Faßt man zusammen, so wird heute angenommen, daß bei der Herzinsuffizienz die Aktivität der Myofibrillen- und Myosinadenosintriphosphatase vermindert ist und diese Störung mit einer verminderten Energiefreisetzung einhergeht. Außerdem finden sich Hinweise für Veränderungen der Kalziumionenfreisetzung bzw. -bindung durch das sarkoplasmatische Retikulum und die Mitochondrien, und dadurch eine Beeinträchtigung der elektromechanischen Koppelung.

1.10 Flüssigkeitsretention

Es wurde bereits angeführt, daß im Verlauf einer Myokardinsuffizienz die Förderleistung des Herzens zunächst nur unter Belastung, später aber auch unter Ruhebedingungen abfällt. Um das Herzzeitvolumen nicht weiter absinken zu lassen, kommen gegenregulierende Reaktionen im peripheren Kreislaufsystem zur Geltung. Diese schließen die Verminderung der renalen Perfusion ein, die sich wiederum zunächst lediglich bei einer körperlichen Erschöpfung, später aber auch in Ruhe bemerkbar macht. Die Beeinträchtigung der Nierendurchblutung führt zu einer Retention von Natrium und Wasser und bewirkt somit die meisten klinischen Symptome der Herzinsuffizienz. Andererseits ist zu bedenken, daß die Hypervolämie auch das enddiastolische Kammervolumen vergrößert und dadurch einen wesentlichen Kompensationsmechanismus, nämlich den Frank-Starling-Mechanismus, auslöst.

Das erniedrigte Herzzeitvolumen vermindert die glomeruläre Filtrationsrate, die ein wesentlicher Faktor bei der Regulation des Salz- und Wasserhaushaltes darstellt. Wichtig erscheint daher, daß besonders die Randregionen der Nierenrinde von der Perfusionseinschränkung, weniger aber die zentralen Bezirke, betroffen sind. Diese bei der Myokardinsuffizienz beobachtete Umverteilung der intrarenalen Durchblutung läßt sich durch Infusion von Noradrenalin bei Herzgesunden reproduzieren. Sie tritt auch bei einer extremen Stimulation des sympathischen Nervensystems unter den Bedingungen körperlicher Anstrengung oder eines akuten Blutverlustes auf. Auch die Befunde, daß die verminderte Nierenperfusion sich durch α-adrenerge Blocker aufheben läßt, legen den Schluß nahe, daß der erhöhte renale vaskuläre Widerstand bei der Herzinsuffizienz mindestens teilweise durch einen gesteigerten Sympathikotonus verursacht ist.

Die verminderte renale Durchblutung führt zu einem von den juxtaglomerulären Zellen ausgehenden Signal für eine gesteigerte Reninfreisetzung. Die Art des Signals ist noch nicht näher bekannt. Mehrere Theorien werden diskutiert:

Die „Barorezeptoren-Theorie" der Reninfreisetzung basiert auf der Abnahme der Wandspannung in den renalen Arteriolen aufgrund der Minderdurchblutung. Diese verminderte Spannung soll dann Ursache für die gesteigerte Freisetzung von Renin in den juxtaglomerulären Zellen sein.

Die „Macula-densa-Theorie" geht von der Beobachtung aus, daß die das distale Tubulussystem erreichende Natriumbelastung bei der Herzinsuffizienz vermindert ist. Die Macula densa gäbe diese Information schließlich an die benachbarten juxtaglomerulären Zellen weiter.

Eine dritte Theorie sieht vor, daß die gesteigerte Sympathikus-Aktivität bei der Herzinsuffizienz renale adrenerge Zellen stimuliert, die eine Reninfreisetzung aus den juxtaglomerulären Zellen bewirken.

Renin ist ein Enzym mit einem Molekulargewicht von 40 000, das aus Angiotensinogen, einem in der Leber gebildeten α_2-Globulin, ein Oktapeptid (Angiotensin II) abspaltet. Angiotensin II fördert die Produktion von Aldosteron in der Zona glomerulosa der Nebennierenrinde. Bei herzinsuffizienten Patienten ist die Halbwertzeit von Aldosteron im Serum oft deutlich verlängert, da das Hormon langsamer metabolisiert wird. Hierfür ist die im Rahmen der Herzinsuffizienz eingeschränkte Leberdurchblutung verantwortlich. Darüberhinaus scheint bei der Herzinsuffizienz auch eine gesteigerte Aldosteronsekretion eine Rolle zu spielen.

Aldosteron bewirkt eine gesteigerte Natrium- und Wasserreabsorption im distalen Tubulussystem. Allerdings reicht eine erhöhte Serumkonzentration an Aldosteron per se nicht aus, um die Ödembildung bei der Herzinsuffizienz zu erklären. Vielmehr scheint das Zusammenwirken mit der gestörten renalen Hämodynamik für die Akkumulation von Natrium und Wasser bei der Herzinsuffizienz von entscheidender Bedeutung zu sein. Neben der Aldosteron-stimulierenden Wirkung hat Angiotensin II einen die periphere vaskuläre Resistenz steigernden Effekt in den Arteriolen. Die Erhöhung des peripheren Gefäßwiderstandes ist unter Umständen bei der Herzinsuffizienz wichtig, um die Perfusion der lebenswichtigen Organe zu gewährleisten. Auf der anderen Seite reduziert die erhöhte Nachbelastung dann wieder das Herzzeitvolumen.

Bei körperlicher Belastung herzinsuffizienter Patienten wurden typischerweise folgende Beobachtungen gemacht: starke Einschränkung der renalen Durchblutung, Steigerung des Sympathikotonus, verminderte Perfusion der Splanchnikus-Gefäße.

Diese Faktoren steigern die Natriumretention aufgrund einer Verminderung der glomerulären Filtrationsrate und einer vermehrten tubulären Reabsorption von Natrium.

Für die Ödementstehung können sowohl die geschilderten Veränderungen der Nierenfunktion als auch ein erhöhter Venendruck im Systemkreislauf verantwortlich sein. Bei Patienten mit einem Trikuspidalfehler oder einer konstriktiven Perikarditis scheint der erhöhte Venendruck die dominante Rolle zu spielen. Auf der anderen Seite treten bei der ischämischen oder hypertensiven Herzerkrankung schwere Ödeme auf, ohne daß der venöse Systemdruck gravierend erhöht wäre. Unter diesen Bedingungen entsteht die Flüssigkeitsretention wahrscheinlich vorzugsweise durch die Umverteilung des Herzzeitvolumens.

Neben der Beeinträchtigung der Natriumexkretion weisen Patienten mit einer schweren Herzinsuffizienz oft auch eine verminderte Wasserausscheidung auf, die zu einer Verdünnungs-Hyponatriämie führen kann.

Diese Veränderungen werden möglicherweise zum Teil durch eine gesteigerte Aktivität des antidiuretischen Hormons oder durch Faktoren, die die Natrium-Reabsorption der distalen Tubuli verhindern, hervorgerufen.

Zur Quantifizierung der retinierten Flüssigkeit wurde bei Patienten mit kardialen Ödemen der Extrazellulärraum aus dem kinetischen Verhalten von Inulin bestimmt. Dabei zeigte sich, daß der Verteilungsraum für Inulin bei Myokardinsuffizienten im Vergleich zu Herzgesunden mehr als das Doppelte betrug. Klinisch lassen sich Ödeme nachweisen, wenn etwa 6 l Flüssigkeit retiniert sind.

1.11 Die Funktion des autonomen Nervensystems bei der Herzinsuffizienz

1.11.1 Adrenerges Nervensystem

Parameter für die Sympathikusaktivität sind die Blutkonzentrationen und die Urinausscheidung von Katecholaminen unter Ruhebedingungen und unter körperlicher Belastung. Bei Gesunden ließen sich – wenn überhaupt – nur minimal erhöhte Blutspiegel während der Belastung registrieren, wohingegen der Anstieg der Konzentration bei der Herzinsuffizienz erheblich ist (Abb. 6, 7). Die 24 h-Urin-Ausscheidung an Noradrenalin ist bei der Stauungsinsuffizienz bereits in Ruhe erhöht. Die Veränderung der adrenergen Nervenaktivität kommt auch in den minimalen Noradrenalin-Konzentrationen im Vorhofgewebe und Papillarmuskel (10% der Normalwerte), die während chirurgischer Eingriffe am Herzen bei myokardinsuffizienten Patienten entfernt wurden, zum Ausdruck. Papillarmuskel von insuffizienten Herzen reagieren normal oder eher überempfindlich auf zugesetztes Noradrenalin, die Reaktion auf Tyramin

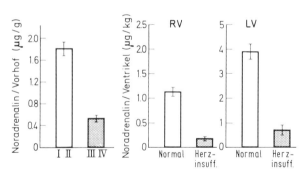

Abb. 6. Noradrenalingehalt im Myokard bei einer Herzinsuffizienz. RV = Rechter Ventrikel, LV = Linker Ventrikel, I–IV = Schweregrade der Herzinsuffizienz nach der Einteilung der New York Heart Association. (Nach Braunwald et al.: Mechanisms of Contraction of the normal and failing Heart)

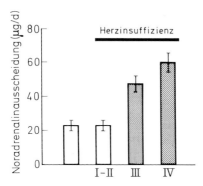

Abb. 7. Urinausscheidung an Noradrenalin bei gesunden Probanden und Patienten mit einer Herzinsuffizienz des Schweregrades I–IV nach der Einteilung der New York Heart Association (Nach Braunwald et al.)

ist dagegen folgerichtig vermindert, die Speicherkapazität für zugegebenes Noradrenalin bei der Herzinsuffizienz stellt sich eingeschränkt dar. Diese gestörte Fähigkeit, verabreichtes Noradrenalin aufzunehmen, könnte sowohl auf eine Verminderung der Anzahl an Neuronen im Myokard als auch auf eine Reduktion der Anzahl an intraneuralen Bindungsstellen zurückzuführen sein. Die Bedeutung des sympathischen Nervensystems zur Aufrechterhaltung der kardialen Kontraktilität bei einer Herzinsuffizienz zeigt sich besonders deutlich bei der adrenergen Blockade. Unter einer Behandlung mit einem adrenergen Betarezeptorenblocker, wie z. B. Propranolol (Dociton), läßt sich bereits bei geringen Dosen eine Retention von Natrium und Wasser und damit eine Zunahme der kardialen Insuffizienz nachweisen. Da das adrenerge Nervensystem – wie mehrmals betont – bei der Myokardinsuffizienz eine kompensierende Rolle zur Aufrechterhaltung der Kreislauffunktion spielt, dürfen Betablocker nur unter Beachtung aller Vorsichtsmaßregeln eingesetzt werden. Denn es ließ sich demonstrieren, daß das insuffiziente, an Noradrenalin verarmte Herz auf die zirkulierenden Katecholamine besonders empfindlich reagiert. Bei einem Fortschreiten der Kontraktilitätsminderung scheint das Herz in höherem Maße von dieser extrakardialen adrenergen Unterstützung abhängig zu sein. Die Stimulation des Sympathikus führt allerdings nicht nur zu einer Verbesserung der kardialen Leistung, sondern hat auch den für das Herz nachteiligen Effekt der Erhöhung der vaskulären Resistenz und damit der Nachbelastung. Der nur minimale Frequenzanstieg unter körperlicher Belastung bei passivem Aufstellen und der Verabreichung von Nitroglyzerin bei der Herzinsuffizienz hat ebenfalls seine Ursache in der bereits unter Ruhebedingungen erhöhten Sympathikusstimulation.

1.11.2 Noradrenalinsynthese

Die Biosynthese von Noradrenalin verläuft schrittweise von Tyrosin über Dopa zu Dopamin, dem unmittelbaren Vorläufer von Noradrenalin. Die Tyrosin-Hydroxylase, die die Reaktion von Tyrosin zu Dopa katalysiert, ist das geschwindigkeitsbestimmende Enzym bei der Synthese von Noradrenalin. Die Enzymaktivität ist bei der experimentellen Herzinsuffizienz deutlich reduziert.

In den terminalen Varikositäten der sympathischen Nervenfasern, die in enger Verbindung mit den Herzmuskelzellen stehen, läßt sich bei der experimentellen Herzinsuffizienz aufgrund der Noradrenalin-Entleerung keine Fluoreszenz erkennen. Diese Störung der Neurotransmitter-Synthese in der terminalen Endigung der adrenergen Nerven ist reversibel, wenn die Insuffizienz beseitigt wird.

Der Mechanismus, der der Reduktion der Tyrosin-Hydroxylaseaktivität und damit dem verminderten Noradrenalingehalt im Herzen bei der Myokardinsuffizienz zugrundeliegt, ist bisher nicht geklärt.

1.11.3 Parasympathisches Nervensystem

Eine Herzinsuffizienz ist auch immer von Störungen des parasympathischen Nervensystems begleitet, z. B. stellt sich der parasympathische Einfluß auf die Sinusknotenautomatie vermindert dar. Unter einer Blockade des adrenergen Systems mit Propranolol liegt die Herzfrequenz in einem Bereich wie bei Herzgesunden. Wenn allerdings zusätzlich eine Parasympathikusblockade durch die Verabreichung von Atropin durchgeführt wird, erfolgt der Frequenzanstieg bei herzinsuffizienten Patienten deutlich verzögert. Weiterhin kommt die über das parasympathische Nervensystem vermittelte Frequenzverlangsamung bei einem Blutdruckanstieg nur verzögert zur Geltung. Diese verminderten Adaptationsmöglichkeiten können für den Herzkranken von großer Bedeutung sein, denn das an die Bedürfnisse des gesamten Organismus angepaßte Herzzeitvolumen wird wesentlich über die Herzfrequenz gesteuert.

1.12 Periphere Durchblutung

Bei einer normalen Herzfunktion wird unter körperlicher Belastung das geförderte Volumen den gesteigerten Erfordernissen der aktiven Skelettmuskulatur unter Aufrechterhaltung einer adäquaten viszeralen Durchblutung gerecht, so daß keine wesentliche Umverteilung des Blutes auf Kosten des Nieren- und Mesenterialkreislaufs zum Skelettmuskel hin stattfindet. Liegt jedoch eine Herzinsuffizienz vor, findet sich bei leichtem Anstieg des arteriellen Mitteldrucks eine deutliche Reduktion der renalen sowie mesenterialen Durchblutung mit einem Anstieg der viszeralen Resistenz, so daß eine Umverteilung des Blutes zum aktiven Muskel zustandekommt. Für diesen Kompensationsmechanismus scheint wesentlich die bereits besprochene Sympathikusaktivierung verantwortlich zu sein.

Aufgrund der gesteigerten Sympathikusfunktion ist auch ein erhöhter Gefäßtonus in den Gliedmaßen unter Ruhebedingungen bei einer schweren Herzinsuffizienz nachweisbar. Unter körperlicher Belastung erfolgt dann allerdings auch bei leichten Formen einer Herzinsuffizienz eine Erhöhung der Katecholaminausscheidung. Da das Herzzeitvolumen nicht gesteigert werden kann, soll offensichtlich die erhöhte Exkretion von Katecholaminen mittels einer Blutdruckanhebung eine ausreichende Durchblutung von Gehirn und Herz gewährleisten.

Bei einer Stauungsinsuffizienz führen deshalb adrenerge Blocker oder Ganglienblocker zu einem deutlicheren Anstieg der Gliedmaßendurchblutung als bei normaler Herzfunktion. Diese Beobachtung bestätigt, daß der Sympathikotonus unter diesen Bedingungen auch in Ruhe erhöht ist und sowohl das Gefäßbett der Haut als auch das des Skelettmuskels stark verengt. Die Durchblutung in beiden Gefäßgebieten nimmt während einer Belastung weiter ab. Im Gegensatz zu Gesunden weisen herzinsuffiziente Patienten während und nach der Belastung eine anhaltende kutane Vasokonstriktion auf, die die normale Abstrahlung von Wärme von dem Gefäßbett der Haut erschwert. Dieser Befund erklärt die Hitzeintoleranz bei der Herzinsuffizienz.

Die vasodilatatorische Kapazität der Arteriolen läßt sich durch die maximale reaktive hyperämische Durchblutung demonstrieren, die durch lokale Anhäufung von vasodilatatorisch wirksamen Metaboliten bewirkt wird. Herzinsuffiziente zeichnen sich durch eine erhebliche Einschränkung der reaktiven Hyperämie und durch eine limitierte arterioläre dilatatorische Reaktion auf eine lokalisiert durchgeführte Belastung aus. Die gestörte arterioläre dilatatorische Kapazität während der reaktiven Hyperämie zeigt sich auch unter einer adrenergen Blockade, sie ist also nicht neural gesteuert, sondern scheint wohl eher auf eine verminderte arterioläre Compliance zurückzuführen zu sein, die durch den erhöhten Natriumgehalt in den Gefäßwänden und den vermehrten interstitiellen Druck durch die Flüssigkeitsakkumulation verursacht wird. Die erhöhte vaskuläre Steifheit reduziert die basale Durchblutung nur minimal. Die wesentliche Auswirkung scheint vielmehr darin zu bestehen, daß die metabolisch bewirkte Durchblutung unter Belastung verringert ist und dadurch der arterielle Druck bei einem nicht angepaßten Herzzeitvolumen aufrechterhalten werden kann. Würden nämlich die Widerstandsgefäße im Muskel während der Belastung normal dilatiert, fiele der arterielle Blutdruck ab, was entsprechende klinische Komplikationen zur Folge hätte. Bei Gesunden stellen der gesteigerte arterielle Druck und die verminderten vaskulären Resistenzen in den aktiven Gliedmaßen eine Versorgung mit Sauerstoff und Nährstoffen sicher.

Herzinsuffiziente entwickeln durch die verminderte Arteriolendilatation dagegen eine Sauerstoffschuld in den entsprechenden Muskelbezirken. Inwieweit der bei der Herzinsuffizienz beobachtete erhöhte venöse Tonus auch mit einer vermehrten vaskulären Steifheit in Zusammenhang steht, ist bisher noch nicht geklärt.

2 Morphologische Veränderungen

Die anatomischen Veränderungen bei der Herzinsuffizienz werden von der zugrundeliegenden Ursache geprägt und hängen insbesondere vom Verlauf der jeweiligen Erkrankung ab, so daß ein typisches morphologisches Bild nicht zu erwarten ist.

Eine akute Dekompensation des Herzens kann durch eine Arrhythmie, Asphyxie, Lungenembolie, Myokarditis, einen frischen Herzinfarkt oder Vergiftungen hervorgerufen werden. Die chronische Verlaufsform einer Herzinsuffizienz läßt sich dagegen bei unbehandelten Widerstandserhöhungen im großen oder kleinen Kreislauf, der koronaren Herzerkrankung, nicht versorgten Vitien oder Myokardiopathien beobachten.

Einheitlich findet sich bei der Myokardinsuffizienz eine Dilatation des Herzens. Bei den chronischen Formen besteht zusätzlich eine Hypertrophie. Charakteristisch für eine Dilatation ist eine abgerundete Spitze, eine Vergrößerung des queren Durchmessers und eine Verlängerung der Herzachse.

Dilatation und Hypertrophie beziehen sich zunächst nur auf die betroffene Herzkammer: So ist beim Cor pulmonale die rechte, beim Hypertonieherzen die linke Herzkammer betroffen. Die Vermehrung der Muskelmasse führt zu einer Gewichtszunahme des Organs. Das kritische Herzgewicht, das auch durch starkes Training bei Gesunden nicht überschritten wird, liegt bei 500 g. Bis zu diesem Gewicht nehmen die Herzmuskelfasern an Länge und Breite zu. Ein Herzgewicht über 500 g, wenn sich die Herzmuskelfasern teilen (Hyperplasie), ist in jedem Falle pathologisch.

Lichtmikroskopisch fallen oft nur fleckförmige Narben und Nekrosen auf. Die beeinträchtigte Muskulatur reicht aber in der Regel nicht aus, um den klinischen Befund einer Stauungsinsuffizienz zu erklären. Das myokardiale Zellgefüge kann verschoben sein, so daß eine Gefügedilatation mit unökonomischer Herzfunktionsleistung auftritt.

Auch bei akutem Herzversagen zeigen sich histologisch keine richtungweisenden Veränderungen, es sei denn, es imponieren die Zeichen einer ausgeprägten Myokarditis. Ein interstitielles Ödem, Exsudate, Zellinfiltrate und Granulationsgewebe beeinflussen die Elastizität des Herzmuskels und verstärken seine innere Reibung. Größere Herzmuskelnekrosen bedeuten den Verlust an Arbeitsmyokard.

Regelmäßig lassen sich bei der Herzinsuffizienz elektronenmikroskopisch entsprechende Veränderungen erkennen. Dabei ist weniger die Art der Veränderungen als vielmehr die Anzahl der geschädigten Zellen entscheidend, da ja die pathomorphologischen Äußerungsmöglichkeiten der Herzmuskelzelle begrenzt sind. (Bezüglich Einzelheiten wird auf die Spezialliteratur verwiesen.)

3 Klinische Befunde

3.1 Erkrankungen und Faktoren, die den Verlauf einer Herzinsuffizienz beschleunigen

Neben der Klärung der Ursache der jeweils vorliegenden Herzerkrankung sollen Begleitprozesse, die den Verlauf einer Myokardinsuffizienz beschleunigen, ausgeschlossen werden. Eine angeborene oder erworbene Herzerkrankung kann über Jahre stumm bleiben. Häufig treten die ersten klinischen Zeichen einer Herzinsuffizienz erst dann auf, wenn das Myokard zusätzlich belastet wird. Ein rasches Erkennen der beschleunigenden Begleiterkrankungen ist deshalb so wesentlich, weil sie einer unmittelbaren Behandlung bedürfen.

Zu diesen herzbelastenden Faktoren gehören:

3.1.1 Lungenembolie

Patienten mit einem niedrigen Herzzeitvolumen, verminderten Kreislaufzeiten und körperlicher Inaktivität entwickeln oft Thromben in den Venen der unteren Extremitäten oder im Beckenbereich. Eine Lungenembolie kann besonders bei einer akuten Erhöhung des pulmonal-arteriellen Drucks auftreten, die ihrerseits wiederum eine Insuffizienz des rechten Ventrikels verstärkt und das Herzzeitvolumen weiter reduziert. Bei einer Lungenstauung ist die Entwicklung eines Lungeninfarktes möglich.

3.1.2 Infektionen

Patienten mit einer Lungenstauung neigen oft zu Pneumonien. Aber auch Infekte anderer Organsysteme verstärken die Symptome einer Herzinsuffizienz. Fieber, Tachykardie, Hypoxämie und ein gesteigerter metabolischer Bedarf stellen schwere Belastungen für ein bereits geschädigtes Herz dar.

3.1.3 Anämie

Die Verminderung der Sauerstoff-transportierenden Kapazität des Blutes beschleunigt die Entwicklung einer Herzinsuffizienz, weil unter diesen Voraussetzungen der Sauerstoffbedarf des metabolisierenden Gewebes nur durch eine Steigerung des Herzzeitvolumens gedeckt werden kann. Dieser Anstieg der Förderleistung wird von einem gesunden Herzen ohne weiteres toleriert, nicht jedoch von einem vorgeschädigten Myokard.

3.1.4 Thyreotoxikose

Ebenso wie bei einer Anämie oder einem Infekt ist auch bei der Hyperthyreose ein gesteigertes Herzvolumen notwendig, um den Bedürfnissen des peripheren Gewebes gerecht zu werden. Symptome einer Herzinsuffizienz können durchaus die ersten auffälligen klinischen Zeichen einer Schilddrüsenüberfunktion sein.

3.1.5 Schwangerschaft

Frauen mit einem angeborenen oder erworbenen Vitium bieten oft die ersten Symptome einer verminderten Myokardfunktion unter der vermehrten Kreislaufbeanspruchung einer Schwangerschaft.

3.1.6 Arrhythmien

Arrhythmien beschleunigen die Entwicklung einer Herzinsuffizienz: besonders Tachyarrhythmien durch verkürzte Kammerfüllungszeit und Verlust der normalen Synchronisation der Kammerkontraktion, gehäufte supraventrikuläre und ventrikuläre Extrasystolien durch Verlust der effektiven Vorhofkontraktion bei einer Vorhofkammerdissoziation und Bradykardien durch ein zu geringes Fördervolumen.

3.1.7 Myokarditis

Akutes rheumatisches Fieber, allergische und infektiöse Prozesse, die auch das Myokard miteinbeziehen, haben oft gerade bei einer bereits beeinträchtigten Myokardfunktion deletäre Folgen.

3.1.8 Bakterielle Endokarditis

Anämie, Fieber, zusätzliche Klappenschädigungen und eine Myokarditis im Verlauf einer bakteriellen Endokarditis sind Faktoren, die eine Herzinsuffizienz hervorrufen oder verstärken können.

3.1.9 Diätfehler, Streß, mangelnde Compliance

Eine große Kochsalzmenge in der Nahrung (s. S. 85), das Absetzen von Diuretika oder von Herzglykosiden, körperliche Überbeanspruchungen (s. S. 50 und 51), Hitze bei großer Feuchtigkeit in der Umgebung und Emotionen können bei einer entsprechenden Vorschädigung eine Herzdekompensation herbeiführen.

3.1.10 Hypertonie

Ein plötzlicher Anstieg des arteriellen Blutdrucks besonders bei einem unbehandelten renalen Hochdruck oder beim Auslassen einer antihypertensiven Therapie verschlechtert wegen der erhöhten Nachbelastung die Herzfunktion (s. S. 3).

3.1.11 Myokardinfarkt

Bei Patienten mit einer Myokardinsuffizienz kann ein frischer Infarkt, auch wenn er klinisch zunächst stumm verläuft, die Herzfunktion weiter beeinträchtigen. Eine Pumpinsuffizienz tritt bei größeren Ischämien auch bei vorher normaler Herzfunktion auf.

Eine sorgfältige, systematische Suche nach beschleunigenden Prozessen sollte bei jeder myokardialen Dekompensation erfolgen, besonders dann, wenn die Insuffizienz nicht auf die übliche Therapie anspricht.

3.2 Myokardinsuffizienz mit erhöhtem Herzzeitvolumen

3.2.1 Schilddrüsenüberfunktion

Die klinischen Zeichen einer Schilddrüsenüberfunktion sind in der Regel so charakteristisch, daß sie selbst dann, wenn eine Herzinsuffizienz den Verlauf kompliziert, zur Erkennung des Krankheitsbildes führen. Allerdings können die Symptome einer Hyper- oder Hypothyreose scheinbar so in den Hintergrund treten, daß an eine Schilddrüsenerkrankung nicht gedacht wird. Eine Hyperthyreose als beteiligter Faktor bei einer Herzinsuffizienz sollte dann in die differentialdiagnostischen Überlegungen miteinbezogen werden, wenn eine Tachykardie vorliegt und diese auch nach einer langen Ruhephase und während des Schlafs anhält. Der Verdacht verstärkt sich, wenn Hinweise auf eine Herzinsuffizienz mit einem erhöhten Herzzeitvolumen bestehen und die Therapie mit den üblichen Maßnahmen nicht zum Erfolg führt. Insbesondere weisen Anfälle von paroxysmalem oder permanentem Vorhofflimmern bei Patienten ohne erkennbare Ursachen – wie eine Mitralklappenerkrankung oder eine Vergrößerung des linken Vorhofs – auf eine Schilddrüsenfunktionsstörung hin.

Nach der Korrektur der Stoffwechselsituation findet sich in der Regel auch eine deutliche Verbesserung der Herzinsuffizienz. In etwa einem Drittel der Fälle mit Vorhofflimmern bei Hyperthyreose tritt nach Besserung der Überfunktion wieder spontan ein normaler Sinusrhythmus auf.

3.2.2 Anämie

Oft findet sich eine Herzvergrößerung, gelegentlich mit Hypertrophie. Auskultieren lassen sich in Abhängigkeit vom Schweregrad der Anämie systolische Geräusche, die auf einen gesteigerten Blutfluß aufgrund einer verminderten Viskosität zurückzuführen sind, oder ein diastolisches Geräusch über der Aorta, das vorzugsweise durch die Dilatation des Aortenrings verursacht wird. Die differentialdiagnostische Einordnung des diastolischen Geräusches ist oft schwierig. Liegt eine koronare Herzerkrankung vor, ist die üblicherweise bei einer Anämie beobachtete kompensatorische Mehrdurchblutung der Koronararterien nicht möglich, so daß die Beschwerden einer Angina pectoris verstärkt werden.

3.2.3 Herzinsuffizienz auf dem Boden des Thiaminmangels: Beriberi

Die Zusammenhänge zwischen Myokardfunktion und einer gestörten Energieproduktion wurden ausführlich dargelegt (s. S. 17). Im peripheren Gewebe kommt es infolge des Cocarboxylase-Mangels zu einer arteriellen Vasodilatation, einem gesteigerten venösen Rückfluß und einem Anstieg des Herzzeitvolumens. Diese Veränderungen im Gefäßbett führen zu einer zusätzlichen Belastung des bereits durch den Stoffwechseldefekt geschädigten Herzens. Eine Myokardinsuffizienz betrifft eher Patienten, die bereits eine Beeinträchtigung des zentralen Nervensystems aufweisen.
Die Erkrankung wird besonders im Orient beobachtet. Das Herz ist vergrößert, ohne daß wesentliche Arrhythmien auftreten. Dabei finden sich ein erhöhter venöser Systemdruck und starke arterielle Pulsationen bei den klassischen Zeichen einer Herzinsuffizienz mit gesteigertem Herzzeitvolumen. Das Krankheitsbild wird in seiner typischen Ausprägung selten in Europa beobachtet. Häufiger werden

jedoch Herzerkrankungen unklarer Genese bei Patienten beschrieben, die über eine längere Zeit keine ausreichende Nahrung, aber große Mengen an Alkohol zu sich genommen haben. Diese Form einer Herzinsuffizienz spricht auf die übliche Therapie kaum an. Zusätzlich bestehen oft Zeichen einer leichten peripheren Neuritis oder andere Hinweise auf eine Mangeldiät. Die Herzvergrößerung verschwindet nach der Verabreichung von Thiamin.

Die Diagnose einer Beriberi-Erkrankung wird aufgrund der typischen Anamnese oder dem Ansprechen der Therapie ex juvantibus gestellt. An das Krankheitsbild sollte gedacht werden, wenn eine Herzinsuffizienz mit erhöhtem Herzzeitvolumen ohne Hinweise auf eine Thyreotoxikose oder eine Anämie vorgefunden wird.

3.3 Symptomatologie (Tabelle 1)

3.3.1 Dyspnoe

Das häufigste Symptom bei der Herzinsuffizienz ist die Dyspnoe, die zunächst unter körperlicher Arbeit beobachtet wird und sich lediglich etwas deutlicher bemerkbar macht als jene Atemnot, die unter physiologischen Bedingungen bei einer erschöpfenden Belastung auftritt. Im Verlauf der Herzinsuffizienz wird die Atemnot bei geringer körperlicher Aktivität, schließlich auch unter Ruhebedingungen auffällig. Wesentlich ist also das Ausmaß der zur Atemnot führenden körperlichen Anstrengung, um den Schweregrad der Herzinsuffizienz abschätzen zu können.

Bei einer kardial-bedingten Dyspnoe findet sich eine Erhöhung der Drucke im linken Vorhof, in den Lungenvenen und in den Lungenkapillaren. Die Lungengefäße sind erweitert. Oft besteht ein interstitielles Ödem, das die Compliance der Lunge vermindert. Dadurch wird die Arbeit der Atemmuskulatur erhöht. Der Hering-Breuer Reflex (Reflexmechanismus, der in Abhängigkeit von der Dehnung der Lungen über Fasern des Nervus vagus die Atmung mitreguliert) ist gesteigert und bewirkt eine rasche oberflächliche Atmung. Der Sauerstoffbedarf nimmt wegen der starken Beanspruchung der Atmungsmuskulatur zu.

3.3.2 Orthopnoe

Atemnot bei flacher Lagerung des Patienten bezeichnet man als Orthopnoe. Zur Linderung der Beschwerden legen sich die Patienten mit mehreren Kissen ins Bett. Sie wachen auf, wenn die Kissen herunterrutschen. Die Atemnot läßt sich durch Aufsetzen am Bettrand mit herunterhängenden Beinen besonders in der Nähe eines offenen Fensters lindern.

Die Orthopnoe wird im Verlauf der Herzinsuffizienz schließlich so schwerwiegend, daß der Patient auch die Nächte im Sitzen verbringen muß. Bei einer schon über einen langen Zeitraum anhaltenden Linksherzinsuffizienz bilden sich die Symptome einer pulmonalen Stauung dann allerdings etwas zurück, wenn auch der rechte Ventrikel versagt.

3.3.3 Paroxysmale (nächtliche) Dyspnoe

Anfälle von schwerer Atemnot, die meist nachts auftreten und die Patienten aus dem Schlaf reißen, sind charakteristisch für das Vorliegen einer paroxysmalen Dyspnoe. Die paroxysmale nächtliche Dys-

Tabelle 1. Einteilung der klinischen Schweregrade von Herzkrankheiten (Nach New York Heart Assoc., 1945)

Grad I:
Herzkranke ohne Einschränkung der körperlichen Leistungsfähigkeit

Grad II:
Patienten mit leichter Einschränkung der körperlichen Leistung und Wohlbefinden in Ruhe sowie bei leichter Tätigkeit. Beschwerden machen sich erst bei stärkeren Anstrengungen bemerkbar

Grad III:
Patienten mit starker Einschränkung der körperlichen Leistung. In Ruhe zwar Wohlbefinden, aber schon bei leichten Graden der gewohnten Tätigkeit Beschwerden

Grad IV:
Patienten, die keine körperlichen Tätigkeiten ausüben können, ohne Beschwerden zu haben. Die Symptome der Herzinsuffizienz können sich in Ruhe bemerkbar machen und werden durch körperliche Tätigkeit verstärkt

pnoe läßt sich im Gegensatz zur einfachen Orthopnoe durch Aufsetzen am Bettrand nicht bessern.

Die geringere Ansprechbarkeit des Atemzentrums während des Schlafs führt durch die verminderte Ventilation zu einem Absinken der arteriellen Sauerstoffspannung. Dies ist besonders bei einem interstitiellen Lungenödem und einer verminderten pulmonalen Compliance der Fall. Die gestörte Sympathikusstimulation beeinträchtigt wieder die Herzfunktion. Das akute Lungenödem stellt eine schwere Form des Asthma cardiale dar. Es entsteht durch eine weitere Erhöhung des pulmonalen Kapillardrucks und geht mit einer extremen Kurzatmigkeit und Hämoptoe einher. Über beiden Lungenfeldern hört man feuchte Rasselgeräusche aufgrund des Übertritts von Flüssigkeit in den Alveolarraum.

3.3.4 Zyanose

Bei der Myokardinsuffizienz liegt charakteristischerweise eine Zyanose vor, die bei vermindertem Herzzeitvolumen ihre Ursache in der gesteigerten Sauerstoffausnutzung in der Peripherie hat. Im allgemeinen ist die Zyanose nicht erheblich, erreicht aber bei einem dekompensierten Cor pulmonale stärkere Ausmaße. Unter diesen Bedingungen addieren sich die verminderte Oxygenierung des Blutes in der Lunge und die gesteigerte Sauerstoffabgabe an das periphere Gewebe. Die CO_2-Drucke sind hoch, während bei der Linksherzinsuffizienz wegen der oft vorherrschenden Hyperventilation eher niedrige Kohlensäurewerte beobachtet werden.

3.3.5 Cheyne-Stokes-Atmung

Dieser Beatmungstyp wird auch als periodisches oder zyklisches Atmen bezeichnet und beruht auf einer verminderten Ansprechbarkeit des Atemzentrums. Während der apnoischen Phase fällt der arterielle Sauerstoffdruck ab und der CO_2-Druck steigt an. Die so veränderten Blutgase stimulieren das gestörte Atemzentrum, sie führen zu einer Hyperventilation und einer Hyperkapnie, was wiederum eine Apnoe zur Folge hat.

Die Cheyne-Stokes-Atmung wird bei Patienten mit cerebraler Arteriosklerose oder anderen Erkrankungen des Zentralnervensystem beobachtet. Eine Herzinsuffizienz beschleunigt durch eine Verlängerung der Kreislaufzeit von der Lunge zum Gehirn das Entstehen einer Cheyne-Stokes-Atmung.

3.3.6 Weitere zerebral ausgelöste Symptome

Bei zerebraler Arteriosklerose und arterieller Hypoxämie hat eine Herzinsuffizienz eine verminderte zerebrale Durchblutung mit entsprechenden Symptomen, wie Bewußtseinsstörung, Konzentrationsschwäche, Gedächtnisverlust, Kopfschmerz, Schlaflosigkeit und Unruhe, zur Folge.

3.3.7 Müdigkeit, Schwäche, Oberbauchbeschwerden

Diese zwar nicht spezifischen, aber häufigen Symptome einer Herzinsuffizienz werden durch das niedrige Herzzeitvolumen verursacht. Appetitlosigkeit und Brechreiz, die mit Bauchschmerzen und Völlegefühl einhergehen, sind häufig Klagen, die in Zusammenhang mit einer vergrößerten, gestauten Leber stehen.

3.3.8 Halsvenenstauung

Gestaute Halsvenen, die sich besonders deutlich bei der Palpation der Leber füllen (positiver hepato-jugulärer Reflux), finden sich bei der Rechtsherzinsuffizienz mit einem erhöhten venösen Systemdruck.

3.3.9 Galopprhythmen

Bei der Auskultation fällt ein frühdiastolischer und ein präsystolischer Galopp auf. Galopprhythmen entstehen durch Betonung des III. und IV. Herztones. Bei ventrikulären Dreierrhythmen ist der

III. Herzton verlängert und hat eine große Amplitude. Er findet sich bei hochgradiger diastolischer Belastung und klingt meist mit mehreren Nachschwingungen aus. Atriale Dreierrhythmen werden in der Regel bei hypertensiven und koronaren Herzerkrankungen oder einer Myokarditis nachgewiesen. Sie sind eher Ausdruck einer vermehrten systolischen Belastung, wenn auch einschränkend bemerkt werden muß, daß Galopprhythmen nicht spezifisch für das Vorliegen einer Herzinsuffizienz sind.

3.3.10 Pulsus alternans

Sporadisch tritt ein Pulsus alternans als Ausdruck von abwechslungsweise auftretenden starken und schwachen Herzkontraktionen auf. Kommt man mit der einfachen Palpation nicht zurecht, kann man sich zur Bestätigung der Sphygmomanometrie bedienen. Erklärt wird der Pulsus alternans durch eine Reduktion der Anzahl der kontraktilen Einheiten während der schwachen Kontraktion und durch ein abwechslungsweise vermindertes enddiastolisches Kammervolumen.

3.3.11 Feuchte Rasselgeräusche

Feuchte Rasselgeräusche bei der Inspiration und eine Abschwächung des Perkussionsschalles über den Lungenfeldern stellen häufige Befunde bei herzinsuffizienten Patienten aufgrund des erhöhten pulmonal-kapillären Drucks dar. Beim Lungenödem sind feuchte Rasselgeräusche über allen Lungenfeldern ausgeprägt, oft rauh und von exspiratorischem Giemen begleitet, wahrzunehmen. Dieser Auskultationsbefund ist jedoch nicht pathognomonisch für eine Lungenstauung und muß differentialdiagnostisch von schweren Bronchopneumonien unterschieden werden.

3.3.12 Kardiale Ödeme

Kardiale Ödeme sind lageabhängig. Dem hydrostatischen Druck folgend finden sie sich bei ambulanten Patienten in den abhängigen Partien, meist in den Unterschenkeln besonders im prätibialen Bereich und im Knöchelbereich. Sie können sich bei extremen Fällen bis zu den Leistenbeugen ausdehnen. Bei bettlägerigen Patienten sammelt sich die retinierte Flüssigkeit im Kreuzbeinbereich. Ganz allgemein sind für Hautödeme Dellenbildungen nach Fingerdruck und für die kardiale Genese Symmetrie und Beständigkeit charakteristisch.

3.3.13 Pleuraerguß

Ergüsse entstehen aufgrund des erhöhten kapillaren Drucks in der Pleura, so daß es zur Transsudation von Flüssigkeit in die Pleurahöhlen kommt. Da die pleuralen Venen sowohl in die Venen des Systemals auch des Lungenkreislaufs münden, bilden sich Ergüsse meist bei Patienten mit deutlich gesteigerten Drucken in beiden Venensystemen, können aber auch selten dann beobachtet werden, wenn der Druck in nur einem Venensystem stark erhöht ist. Pleuraergüsse lassen sich rechts häufiger als links nachweisen.

3.3.14 Aszites

Aszites tritt als Folge einer Transsudation bei einem erhöhten Druck in den hepatischen Venen und in den Venen des Peritoneums auf. Bei einer Trikuspidalklappenerkrankung oder bei einer konstriktiven Perikarditis läßt sich Aszites häufiger nachweisen.

3.3.15 Stauungsleber

Eine vergrößerte, gespannte, pulsierende Leber gehört zum charakteristischen Bild der biventrikulären Insuffizienz. Bestehen eine venöse Druckerhöhung und eine Lebervergrößerung über längere Zeit, kann es auch zu einer *Milzvergrößerung* kommen. Spät im Verlauf einer Herzinsuffizienz läßt sich auch ein Ikterus beobachten. Dabei besteht sowohl eine Erhöhung des direkten als auch des indirekten Bilirubins. Die Leberfunktion ist aufgrund der Stauung und einer hepatozellulären Hypoxie beeinträchtigt, die zu einer zentralen lobulären Atrophie führt. Die Leberfunktionsstörung kann in einer Retention von Bromsulphtalein und in einer Erhöhung der GOT, GPT sowie der LDH im Serum zum Ausdruck kommen.

3.3.16 Kardiale Kachexie

Bei einer schweren chronischen Herzinsuffizienz ist ein starker Gewichtsverlust bis hin zur Ausbildung einer Kachexie möglich. Für die Gewichtsabnahme könnte eine Stoffwechselsteigerung durch die vermehrte Beanspruchung der Atemmuskulatur mit erhöhtem Sauerstoffbedarf verantwortlich sein. Weiterhin sind Anorexie, Brechreiz und Erbrechen als verursachende Faktoren zu diskutieren, seien sie primär durch das Zentralnervensystem, durch die Stauungsleber oder das abdominelle Völlegefühl hervorgerufen. Bei einer besonders schweren Rechtsherzinsuffizienz könnte eine Eiweißverlust-Enteropathie oder eine beeinträchtigte intestinale Absorption eine Rolle spielen.

3.3.17 Weitere Manifestationen

Aufgrund der vermindert renalen Perfusion nimmt die Harnausscheidung ab. Das spezifische Gewicht ist hoch, die Reaktion auf Eiweiß positiv. Die Exkretion an Natrium ist dagegen niedrig.

3.4 EKG

Für eine Herzinsuffizienz typische EKG-Veränderungen existieren nicht. Dennoch gehört die Ableitung eines EKG zu den notwendigen Untersuchungen, weil es eventuell Auskunft über die Ursache der Erkrankung geben kann, z. B. eines sonst klinisch stummen Herzinfarktes. Entsprechende Veränderungen können auch auf bestimmte Vitien, eine hypertensive Myokarderkrankung oder ein Cor pulmonale hinweisen. Auf jeden Fall ist die Ableitung eines EKG zur Dokumentation eines Ausgangsbefundes für die anzuschließende Therapie mit Digitalis oder Diuretika unerläßlich.

3.5 Die Herzinsuffizienz im Röntgenbild

Die Röntgenuntersuchung der Thoraxorgane ist zur Beurteilung, ob eine Herzinsuffizienz vorliegt, von wesentlicher Bedeutung (Abb. 8/9). Eine vergrößerte Herzsilhouette fällt bereits auf der Herzfernaufnahme auf. Das Verhältnis des Transversaldurchmessers des Herzens zu dem des knöchernen Thorax beträgt weniger als 0,5. Ebenso ist der maximale Tiefendurchmesser im seitlichen Strahlengang vergrößert. Druck und Volumenüberbelastung modifizieren sowohl die

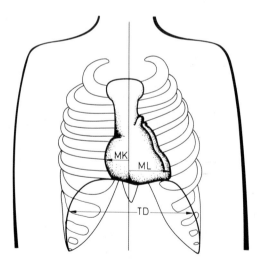

Abb. 8. Schematische Darstellung der Herzsilhouette im Röntgenbild. TD = Thoraxdurchmesser, ML = Abstand Mitte Sternum zum äußeren linken Herzrand, MK = Abstand Mitte Sternum zum äußeren rechten Herzrand

Größe als auch die Form des Herzens. Bei einer Erweiterung des linken Ventrikels findet sich auf der dorsoventralen Aufnahme oft eine Konvexität der linken Herzgrenze. Die Herzspitze ist nach kaudalwärts unter die Projektion des Zwerchfells verlagert. Ein vergrößerter linker Vorhof führt zur Ausbildung eines Kernschattens über der Herzsilhouette und einer Verlagerung des linken Stammbronchus nach oben.

Zur Beurteilung der Größe der einzelnen Herzhöhlen ergänzen Aufnahmen in schräger Projektion, eine Kontrastmitteluntersuchung des

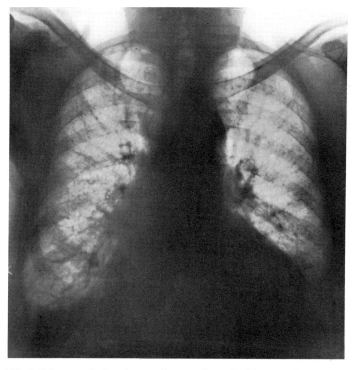

Abb. 9. Röntgenaufnahme im anterio-posterioren Strahlengang eines 53jährigen Patienten mit einer schweren Herzinsuffizienz aufgrund einer koronaren Herzerkrankung: Vergrößerung des Herzschattens, Stauung im Hilusbereich, Kerley-Linien im rechten Unterfeld und der Pleuraerguß links

Ösophagus und eine Durchleuchtung mit Bildverstärker den Befund. Bei einer vorzugsweise das linke Herz betreffenden Insuffizienz ist die Lungengefäßzeichnung betont. Die Hili sind durch die dilatierten Arterien und Venen verbreitert. Der linke Vorhof stellt sich in der Regel vergrößert dar, so daß der Retrokardialraum entsprechend eingeengt ist. Pleuraergüsse lassen sich rechts häufiger als links nachweisen. Bei einer chronischen Linksinsuffizienz zeigen sich kostophrenische Septumlinien (B-Linien, Kerley-Linien) sowie A-Linien (radiär vom Hilus nach lateral verlaufend) als Ausdruck der venösen pulmonalen Hypertonie (z. B. Mitralstenose). Pulsierende Hili, der Nachweis von Klappenkalk oder ein vorspringendes Pulmonalissegment sind richtungweisend für bestimmte Herzfehler. Verminderte Randpulsationen am linken Herzrand kommen nicht nur bei der Herzinsuffizienz, sondern auch bei Perikardergüssen, beim Panzerherzen und im Bereich akinetischer Myokardbezirke vor. Bei einer schweren pulmonalen Hypertonie mit degenerativen Veränderungen in der Lungenstrombahn fällt oft eine Diskrepanz zwischen den erweiterten zentralen und den verengten peripheren Pulmonalarterien (sog. amputierter Hilus) auf. Im Frühstadium eines Lungenödems (interstitielles Ödem) sind die Hili durch die Gefäßerweiterung vergrößert und unscharf begrenzt. Die Lungengefäßzeichnung ist vorzugsweise basal verstärkt. Das Ödem bewirkt eine allgemeine Trübung der Lungenfelder, die sich diffus schlierig darstellen, die Zwerchfellkuppen sind abgrenzbar.

Mit dem Eintreten von Flüssigkeit in die Alveolen (intraalveoläres Ödem) werden die Gefäßkonturen unscharf. Die diffusen flächenhaften und symmetrischen Fleckschatten dehnen sich vom Hilus ausgehend und bevorzugt basal bis in die Lungenperipherie aus und konfluieren schließlich zu wolkigen Strukturen, die zunächst einer Schmetterlingsfigur ähneln können. Auffallend bei einem kardial bedingten Lungenödem ist die Intensitätsabnahme vom Zentrum zur Peripherie.

Eine Vergrößerung des Herzens ohne Insuffizienzzeichen findet sich als Normvariante bei Hochleistungssportlern bei einer Verlagerung des Herzens durch Thoraxdeformierung (z. B. Trichterbrust) und bei adhärenten Perikardzysten, aber auch bei der Akromegalie.

3.6 Invasive und nicht-invasive Untersuchungsmethoden

Im Rahmen einer Herzkatheteruntersuchung invasiv bestimmte myokardiale Funktionsparameter leiten sich von der Kraft-Geschwindigkeits-Beziehung ab, und können für die Beurteilung der Kontraktilität von großer Bedeutung sein. Tabelle 2 gibt die normalen Druckwerte in den einzelnen Herzhöhlen und den herznahen Gefäßen wieder.

Die Durchführung einer Herzkatheteruntersuchung jedoch lediglich mit dem Ziel, das Vorliegen einer Herzinsuffizienz zu bestätigen, läßt sich aus ethischen Gründen kaum vertreten. Zudem muß bedacht werden, daß dabei keine Befunde zu erwarten sind, die für eine Herzinsuffizienz typisch sind. Oft finden sich eine Erhöhung des enddiastolischen Drucks der betroffenen Herzkammer, eine reduzierte Auswurffraktion und evtl. ein vermindertes Herzzeitvolumen. Diese Veränderungen sind gegenüber entsprechenden Daten von Herzgesunden unter körperlicher Belastung deutlicher.

Die Verminderung der Herzfunktion im Rahmen einer Herzinsuffizienz läßt sich auch mit Hilfe nicht-invasiver Techniken recht gut abschätzen. Zum Beispiel weisen die systolischen Zeitintervalle bei einer Herzinsuffizienz eine Verlängerung der Anspannungszeit (PEP), eine Verminderung der linksventrikulären Ejektionszeit

Tabelle 2. Normalwerte von invasiv gemessenen Herzparametern (Werte in mm/Hg). Herzindex: 2,5–3,6 l/min/m^2; AVO$_2$Differenz: 4,0–6,0 ml/100 ml; Lungengefäßwiderstand: 250 dynes/s/cm^5 (3 RU)

	A-Welle	V-Welle	Mittel	/0
Rechter Vorhof	7	5	5	
Linker Vorhof	16	20	12	
Rechter Ventrikel				30/5
Linker Ventrikel				145/12
Arteria pulmonalis			20	30/16
Pulmonalkapillärer Verschlußdruck	7	15	13	

(LVET) und damit auch einen größeren Quotienten PEP/LVET auf. Das Vorliegen einer Myokardinsuffizienz kann besonders mit der ein- und zweidimensionalen Echokardiographie durch Registrierung der Funktionsparameter nicht nur bestätigt, sondern bei einer großen Anzahl von Patienten auch ätiologisch geklärt werden. Liegen gut beurteilbare Echogramme vor – dies ist bei herzinsuffizienten Patienten häufig der Fall – lassen sich mit dieser nicht-invasiven Methode die linksventrikulären Funktionsparameter qualitativ und quantitativ erfassen. Durch die Darstellung des interventrikulären Septums und der myokardialen Hinterwand sowie bei Anwendung des zweidimensionalen Verfahrens durch die Größenbestimmung der einzelnen Herzhöhlen können Volumina, Austreibungsfraktionen, Verkürzungs- und Muskelverdickungsgeschwindigkeiten sowie instantane Messungen während des gesamten Herzzyklus festgelegt werden. Bei einer klinisch manifesten Insuffizienz, gleich welcher Ursache, sind diese Funktionsparameter selbstverständlich im Vergleich zur Norm deutlich verändert.

Aussagen über die Grunderkrankung können durch Bestimmung von Herzkammergrößen, Herzklappenbewegungen und segmentalen Kontraktionsanomalien gemacht werden. So ist es möglich, die meisten Herzklappenfehler vornehmlich mit begleitenden relativen Klappeninsuffizienzen sicher zu diagnostizieren. Durch die Anwendung der zweidimensionalen Echographie lassen sich segmentale oder globale Kontraktionsanomalien bei Patienten mit koronarer Herzkrankheit mit ausreichender Sicherheit darstellen. Einen wesentlichen Fortschritt erbrachte die Echokardiographie auch in der Diagnostik der kongestiven Kardiomyopathien, die relativ rasch dekompensieren und dann zur Herzinsuffizienz führen. Die Dilatation, die diffuse Hypokinese und die stark erniedrigten Funktionsparameter des linken Ventrikels untermauern die Diagnose.

Die Echokardiographie vermag also nicht nur das klinische Syndrom der Myokardinsuffizienz durch Bestimmung von dynamischen Funktionsparametern am Herzen zu objektivieren, sondern läßt auch Aussagen zur Ätiologie zu. Des weiteren können anhand des Echokardiogramms Aussagen über den Therapieerfolg bei der Herzinsuffizienz gemacht werden. Die Ultraschalluntersuchung des Herzens wird damit zunehmend zu einer der wichtigen Untersuchungsmethoden bei herzinsuffizienten Patienten.

Die Binnenraumszintigraphie bei peripherer venöser Injektion der Radioaktivität erlaubt die Registrierung eines erhöhten linksventrikulären enddiastolischen Volumens und einer reduzierten Ejektionsfraktion. Auch hier stimmen die erzielten Ergebnisse gut mit jenen überein, die durch die Angiokardiographie erhalten werden.

Die nicht-invasiven Verfahren sind vielversprechend für die Überwachung von ambulanten Patienten mit Störungen der Herzfunktion und eignen sich zur Beurteilung des Verlaufs einer Herzinsuffizienz bei schwerkranken Patienten. Gerade für Verlaufsuntersuchungen mit der Überprüfung des Therapieerfolges stellen die nicht-invasiven Untersuchungstechniken eine große Bereicherung dar.

3.7 Cor pulmonale

Unter einem Cor pulmonale ist eine Vergrößerung des rechten Ventrikels aufgrund einer Lungenfunktionsstörung zu verstehen. Die Mehrbelastung des rechten Herzens wird in der Regel durch eine pulmonale Hypertonie hervorgerufen. Ein gesteigertes Herzzeitvolumen scheint dagegen in der Pathogenese des Cor pulmonale von nur untergeordneter Bedeutung zu sein.

Das Niederdrucksystem zeichnet sich normalerweise durch eine große Anpassungsfähigkeit aus und adaptiert sich an die Verhältnisse im Systemkreislauf, wobei die Drucke allerdings nur etwa ein Viertel des mittleren arteriellen Systemdrucks betragen. Auch unter körperlicher Belastung führt die erhebliche Steigerung der Durchblutung nur zu einem geringen Anstieg des pulmonal-arteriellen Drucks. Selbst nach einer Pneumektomie kommt es bei einer deutlichen Zunahme der Durchblutung nur zu einer leichten Druckerhöhung im arteriellen System der zurückgelassenen Lunge, wenn diese nicht vorgeschädigt ist. Auch der Verlust eines großen Teiles des pulmonal-kapillären Bettes beim Emphysem hat nicht zwangsweise einen pulmonalen Hochdruck zur Folge.

Ist jedoch die pulmonal-vaskuläre Reserve durch eine fortgeschrittene Rarefizierung des Gefäßsystems erschöpft, tritt eine Druckerhöhung im Pulmonalkreislauf auf. Im Verlauf eines Cor pulmonale ist der pulmonal-arterielle Druck zunächst nur bei einer Steigerung der Durchblutung, z. B. unter körperlicher Anstrengung oder bei einer schweren Hyperventilation, z. B. einer Pneumonie, später aber auch in Ruhe erhöht. Der Füllungsdruck im rechten Ventrikel wird in der Frühphase nicht, später dann aber als Ausdruck der Hypertrophie oder einer unvollständigen Entleerung gesteigert sein.

3.7.1 Symptomatologie

Typische klinische Symptome, die auf das Vorliegen einer pulmonalen Hypertonie hinweisen, gibt es nicht. Deshalb wird die Diagnose oft erst nach der Dekompensation des rechten Herzens gestellt. Die Insuffizienz entwickelt sich in der Regel relativ langsam, bei akuten Atemwegserkrankungen aber auch rasch. Der Verdacht auf das Vorliegen eines Cor pulmonale ergibt sich aus dem Verlauf der zugrundeliegenden Lungenfunktionsstörung. Allein aufgrund einer klinischen Symptomatologie die Diagnose stellen zu wollen, ist besonders bei älteren Patienten, die schon seit Jahren unter Husten leiden, kaum möglich. Der klinische Untersuchungsbefund läßt oft nicht erkennen, ob dem Versagen der rechten Herzkammer eine Linksherzdekompensation vorausging oder nicht. Finden sich Hinweise auf eine pulmonale Hypertonie, kann der Befund einer Hypoxämie und einer Hyperkapnie den Verdacht weiter erhärten. Die Vergrößerung des rechten Herzens mag zunächst noch gering sein, so daß sie nicht wahrgenommen wird. Bei der Auskultation fällt ein protodiastolischer Galopprhythmus auf. Arrhythmien können auftreten und sind besonders während einer schweren Hypoxämie bedrohlich. Permanentes Vorhofflattern oder Vorhofflimmern sprechen eher gegen das Vorliegen eines Cor pulmonale.

Das EKG ist beim Cor pulmonale häufig verändert. Die P-Achse beträgt mehr als $+60°$, wobei die höchsten P-Wellen in den Ableitungen II, III, aVF und V_1 zu finden sind. Umstritten ist allerdings bisher, ob die P-Wellenveränderungen durch die Hypertrophie des rechten Vorhofs bedingt sind. Die QRS-Achse ist oft vertikal oder nach rechts gerichtet $(+90°)$.

Die Rotation der Herzachse nach hinten zeigt sich in Veränderungen im Sinne von RS oder QS in den präkordialen Ableitungen. Q-Zakken können differentialdiagnostisch Probleme gegenüber einem Myokardinfarkt aufwerfen. Bei einem Cor pulmonale auf dem Boden einer obstruktiven Lungenerkrankung finden sich nur sporadisch hohe R-Zacken in den rechts-präkordialen Ableitungen oder das typische Bild eines Rechtsschenkelblockes. Andere Lungenfunktionsstörungen zeigen diese Veränderungen häufiger. Insgesamt wird die Aussagekraft des EKG bei einer Rechtsherzbelastung überschätzt. Nur etwa bei 25% der Patienten, bei denen später autoptisch eine Rechtsherzhypertrophie gesichert wurde, war auch im EKG aufgrund entsprechender Veränderungen zuvor die Diagnose gestellt worden. Die unterschiedlichen ätiologischen Faktoren, die bei der Entwicklung eines Cor pulmonale eine Rolle spielen, führen auch zu entsprechenden *röntgenologisch* erkennbaren, mehr oder weniger charakteristischen Veränderungen. Die Zeichen einer pulmonalen Hypertonie im Röntgenbild sind, unabhängig von der zugrundeliegenden Erkrankung, eine Dilatation der Arteria pulmonalis und ihrer größeren Äste mit einem Gefäßsprung in der Peripherie.

4 Behandlung

Die Komplexität von Ursache und Erscheinungsbild der besprochenen Erkrankung erfordert eine differenzierte Betrachtung der therapeutischen Möglichkeiten:

So ist es zum Beispiel unerläßlich, daß Begleiterkrankungen, die eine Dekompensation herbeigeführt haben, erkannt und behandelt werden. Zugrundeliegende Vitien bedürfen der diagnostischen Abklärung und evtl. der operativen Korrektur. Auf Einzelheiten dieser Maßnahmen kann in diesem Zusammenhang allerdings nicht eingegangen werden.

Gegenstand der hier darzustellenden Therapie soll vielmehr die Stauung sein. Dabei lassen sich drei Behandlungsansätze verfolgen:

- die Verminderung der Herzbelastung,
- die Verbesserung der myokardialen Kontraktilität,
- die Reduktion der Flüssigkeitsretention.

Die ersten beiden Ziele sollten gleichzeitig, das dritte nur dann, wenn Ödeme auch nachweisbar sind, angestrebt werden. Die Gründlichkeit, mit der jede Maßnahme durchzuführen ist, hängt von dem Schweregrad der jeweils vorliegenden Herzerkrankung ab. Nach einer erfolgreichen Rekompensation läßt sich eine Verschlechterung des Zustandes durch eine Dauer-Therapie vermeiden.

4.1 Verminderung der Herzarbeit

Eine Einschränkung der körperlichen Belastung, d. h. Einhalten von Bettruhe oder Sitzen auf einem bequemen Stuhl, ist eine wichtige Maßnahme in der Behandlung der Herzinsuffizienz. Die Mahlzeiten

sollten klein sein. Außerdem empfiehlt es sich, den Patienten die oft
vorzufindende Ängstlichkeit evtl. durch den Einsatz von Sedativa zu
nehmen. Denn körperliche und psychische Entlastung senken den
arteriellen Blutdruck, vermindern die Herzfrequenz und die Arbeit
der Atemmuskulatur. Der Bedarf an Herzzeitvolumen wird geringer.
Bei einer leichten Herzinsuffizienz können bereits diese Maßnahmen
zu einer effektiven Diurese führen. Liegt aber eine schwere Stauungsinsuffizienz vor, sollte eine strikte Schonung für 1 oder 2 Wochen zu Hause oder im Krankenhaus eingehalten werden. Die Bettruhe ist bei der Linksherzinsuffizienz durch das Anheben des Ober-
körpers um 10–30 Grad angenehmer.
Allein aus dem Verschwinden von Ödemen darf noch nicht auf eine
erfolgreiche Therapie geschlossen werden, da sich die Körperflüssig-
keit rasch umverteilt. Deshalb sollte das Körpergewicht regelmäßig
kontrolliert werden. Den Gefahren der Phlebothrombose und
Lungenembolie, die unter Einhaltung von Bettruhe auftreten können, ist mit Antikoagulantien, passiver Bewegungstherapie und ela-
stischen Binden an den Beinen entgegenzuwirken.
Bei der ambulanten Betreuung ist zu beachten, daß die Patienten bei
konsequentem Einhalten von Bettruhe während des Wochenendes
durchaus eine berufliche Beschäftigung unter der Woche fortsetzen
können. Es muß allerdings ausführlich über den Tagesablauf und
evtl. bestehende berufliche Verantwortungen und Überbelastungen
gesprochen werden. Ruhe zwischen der Arbeit und das Vermeiden
von starken Belastungen sind oft hilfreich.

4.2 Verbesserung der myokardialen Kontraktilität

4.2.1 Herzglykoside

Digitalis gehört zu den ältesten und bewährtesten Arzneimitteln, die
wir kennen. Obwohl die medikamentöse Verbesserung der Kontraktilität seit langem zu einem Eckpfeiler in der Behandlung der chronischen Herzinsuffizienz geworden ist, gelang es bis heute nicht, den
genauen molekularen Wirkungsmechanismus der Herzglykoside auf-

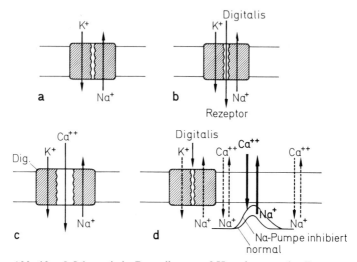

Abb. 10a–d. Schematische Darstellung von 3 Hypothesen zu den Zusammenhängen der Beeinflussung der Na^+-, K^+-ATP-ase und der positiven inotropen Wirkung von Digitalis. **a** *Ohne Digitaliseinwirkung:* Der schraffierte Bereich stellt die Na^+-, K^+-ATP-ase dar, die auf Kosten von ATP Na^+ gegen K^+ austauscht. **b** *Hypothese nach Dutta und Marks:* Die Na^+-, K^+-ATP-ase bindet Digitalis, das in die Zelle transportiert wird und mit einem noch nicht näher definierten Rezeptor in Interaktion tritt! **c** *Hypothese nach Schwarz:* Die Bindung von Digitalis an die Na^+-, K^+-ATP-ase verursacht eine Veränderung der Enzymkonformation, die einen verstärkten Ca^{++}-Einstrom bei der Membranerregung nach sich zieht. **d** *Hypothese nach Akera und Brody:* Digitalis wird an die Na^+-, K^+-ATP-ase gebunden und hemmt den aktiven Na^+- und K^+-Austausch. Die Kurven unter der Darstellung zeigen die Veränderungen der (Na^+) an der inneren Oberfläche des Sarkolemms während eines Herzzyklus. Ohne Behandlung (Bezeichnung „normal") steigt die (Na^+) vorübergehend während jeder Membranerregung an. Während dieses Natriumtransports tritt Ca^{++} in die Zelle mit Hilfe eines gekoppelten Na^+-, Ca^{++}-Austauschmechanismus ein. Bei einer Hemmung der Natriumpumpe durch Digitalis (Bezeichnung: Na-Pumpe inhibiert) ist der Natriumeinstrom verstärkt, was auch zu einem größeren Kalziumeinstrom während der freien Phase des Herzzyklus und zu einer stärkeren Kontraktion führt. Na^+ wird jedoch nicht in der Zelle akkumuliert

zuklären. Loewi nahm bereits vor mehr als 50 Jahren aufgrund seiner Untersuchungen am isolierten Tierherzen an, daß die kontraktilitätssteigernde Wirkung der Herzglykoside über eine vermehrte Freisetzung von Kalzium in der Myokardzelle bewirkt wird. Neue Befunde legen die Vermutung nahe, daß die schließlich resultierende positiv inotrope Wirkung über eine Hemmung der Membran-ATP-ase zustande kommt (Repke, 1964). Dieser Prozeß soll nicht erst sekundär oder nur unter toxischen Dosen, wie das noch vor einigen Jahren vermutet wurde, eintreten. Abbildung 10 gibt drei Hypothesen über die Zusammenhänge der Hemmwirkung von Herzglykosiden auf die Membran-ATP-ase und der positiv inotropen Wirkung wieder. Ein schwerwiegendes Argument dafür, daß der primäre Angriffspunkt von Digitalis extrazellulär liegt, stellen Untersuchungen mit einem Digoxin-Albuminkomplex dar, wobei das Digoxin kovalent an ein Albuminmolekül gebunden ist und dennoch eine positiv inotrope Wirkung am Langendorf-Herzen aufweist.

Der molekulare Angriffspunkt ist aber für die Klinik von nur untergeordneter Bedeutung, denn sowohl die kontraktilitätssteigernde als auch die elektrophysiologische Wirkung am Herzen ist schon lange bekannt. In der Behandlung mit Herzglykosiden haben sich in den letzten Jahren durch die systematische Erforschung der Pharmakokinetik am Menschen dennoch Fortschritte erzielen lassen. Bisher griffen wir bei der Einstellung von Patienten mit Digitalis auf die Vorstellungen Augsbergers zurück, der anhand von Häufigkeitsanalysen der Daten von Battermann u. De Graff noch heute gültige Maßzahlen zur Digitalisierung errechnete. Von ihm stammen die Begriffe wie Abklingquote, Wirkspiegel und Vollwirkspiegel (Tabelle 3). Die Auswertung des umfangreichen Zahlenmaterials zeigte aber auch, wie unbrauchbar fixierte Dosierrichtlinien bei den weitstreuenden Erhaltungsdosen von Digoxin, Lanatosid C und Digitoxin sind. Bei einer mittleren Erhaltungsdosis von 0,6 mg Digoxin streut der Glykosidbedarf um 70%. Berücksichtigt man die schmale therapeutische Breite der Herzglykoside, so wird man sich der Schwierigkeiten bewußt, denen sich der behandelnde Arzt bei einer Neueinstellung eines ihm bisher unbekannten Patienten mit einem Herzglykosid gegenübersieht. Der noch heute oft zitierte Ausspruch des Klinikers Edens: „Jedes kranke Herz hat seine eigene Digitalisdosis" bedeutet jedoch eine Provokation für einen naturwissenschaftlich orientierten

Tabelle 3. Klinische Begriffsdefinitionen

Aufsättigung	die durch die Dosierung bewirkte Anstiegsgeschwindigkeit der Glykosidmenge im Organismus bis zum Erreichen der optimalen Wirkung
Vollwirkspiegel	im Organismus befindliche Glykosidmenge bei optimaler Wirkung
Wirkspiegel	im Organismus befindliche Glykosidmenge bei einer nachweisbaren Wirkung
Abklingquote	täglicher prozentualer Wirkungsverlust
Erhaltungsdosis	täglich zu verabreichende Dosis zur Erhaltung eines bestimmten Wirkspiegels

Therapeuten, der bemüht ist, möglichst einheitliche Dosierungsrichtlinien zu geben. Dennoch ist klar, daß diesem Ziel von der jeweiligen individuellen Erkrankung Grenzen gesetzt sind.

4.2.1.1 Kardiale Wirkung. Die Wirkung von Digitalis auf das Herz kann man unterteilen in eine mechanische und eine elektrophysiologische Wirkungskomponente (Tabelle 4). Die in der Therapie am meisten genutzte mechanische Wirkungskomponente bezieht sich auf die Verstärkung der Kontraktilität des Herzmuskels, die in einer Steigerung von Kontraktionskraft und Kontraktionsgeschwindigkeit zum Ausdruck kommt. Klinisch wird dieser Effekt jedoch nur dann auffällig, wenn eine Herzinsuffizienz vorliegt. Das bei dieser Erkrankung meist verminderte Herzminutenvolumen nimmt zu, das enddiastolische Ventrikelvolumen und der enddiastolische Druck werden kleiner (Abb. 11). Der erhöhte Sympathikotonus normalisiert sich.

Tabelle 4. Wirkungskomponenten von Digitalis

a) *Kardial*
  Mechanisch
  Elektrophysiologisch

b) *Extrakardial*
  Gefäßsystem
  Distales Tubulussystem

Beim Herzgesunden läßt Digitalis das Herzminutenvolumen unverändert oder senkt es in geringem Maße. Dennoch wird die Kontraktilität des Herzmuskels gesteigert. Die verstärkte Wandspannung verursacht eine Zunahme des Sauerstoffverbrauchs. Im Gegensatz dazu führt die Abnahme der Kammerwandspannung durch eine Verkleinerung des Herzens bei der Herzinsuffizienz zu einer Verminderung des Sauerstoffverbrauchs. Die elektrophysiologischen Eigenschaften der Herzglykoside auf das Reizleitungssystem werden sowohl durch einen indirekten Angriff über den Nervus vagus vermittelt als auch durch eine direkte Wirkung am Myokard verursacht.

Die indirekte Wirkung betrifft den Sinusknoten, die Vorhöfe und den AV-Knoten.

Im Sinusknoten addieren sich direkte und indirekte Wirkung in einer Verlangsamung der Automatie. Auch im AV-Knoten findet sich ein synergistischer Effekt, der sich in einer Verzögerung der Leitungsgeschwindigkeit und einer Verlängerung der Refraktärperiode manifestiert. In den Vorhöfen jedoch antagonisieren sich die direkten und indirekten Einflüsse. Große Digitalisdosen hemmen die Leitungsgeschwindigkeit durch einen direkten Angriff, während der über das parasympathische Nervensystem übermittelte Effekt die Konduktion beschleunigt.

Das His-Purkinje-System zeigt unter Digitaliseinfluß eine verkürzte

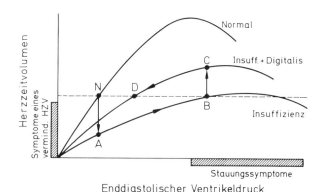

Abb. 11. Beziehung zwischen enddiastolischem Ventrikeldruck und Förderleistung des Herzens bei normaler und gestörter Herzfunktion. Digitalis verändert die Frank-Starlingkurve im Sinne einer Normalisierung

absolute und eine verlängerte relative Refraktärperiode. Unter hohen Digitaliskonzentrationen nimmt das Ruhepotential ab, das gesamte Aktionspotential wird kürzer, die Erregungsleitung verzögert und Automatie erzeugt. Die Einflüsse auf das Arbeitsmyokard sind ähnlich, wenn auch nicht so stark ausgeprägt.

4.2.1.2 Extrakardiale Wirkung. In Tierversuchen wurde eine direkte hemmende Wirkung von Herzglykosiden auf die renale tubuläre Natriumrückresorption beobachtet, die aber im Vergleich zu dem diuretischen Effekt infolge der verbesserten Nierenperfusion durch die Steigerung des Herzzeitvolumens nur gering ist.

Die Herzglykoside verstärken den Tonus der peripheren Gefäße sowohl im arteriellen als auch im venösen System. Der periphere Gefäßwiderstand nimmt unter Digitaliseinfluß beim Herzgesunden zu. Ein entgegengesetzter Effekt tritt bei einer Herzinsuffizienz deshalb ein, weil unter diesen Bedingungen ein gesteigerter Sympathikotonus mit Resistenzerhöhung des peripheren Gefäßsystems vorliegt, der durch die Digitalisierung vermindert wird.

4.2.1.3 Pharmakokinetik der Herzglykoside. Nach therapeutischen Dosen liegen die Blutspiegel von Herzglykosiden niedrig, so daß bei pharmakokinetischen Untersuchungen in vielen Fällen auf radioaktive Substanzen zurückgegriffen wird, die eine größere Meßempfindlichkeit garantieren. Allerdings muß dabei oft auf eine Identifizierung der Radioaktivität mit der Ausgangssubstanz verzichtet werden.

Im Prinzip verhalten sich die bisher untersuchten Herzglykoside nach der i. v.-Verabreichung ähnlich (Abb. 12). Zunächst fällt die Blutspiegelkurve bei der üblichen semilogarithmischen Auftragung sehr rasch, etwa von der 6.–8. h an langsam gleichmäßig ab. Die Neigung der Blutspiegelkurve in diesem Bereich ist dann allerdings für die einzelnen Glykoside unterschiedlich. Aus ihr wird die endgültige Eliminationshalbwertzeit errechnet, die recht gut das Nachlassen der Wirkung reflektiert. Für g-Strophanthin wurde eine Halbwertzeit von 21 Stunden, für Digoxin von etwa 2 Tagen und für Digitoxin von rund 8 Tagen bestimmt. Nach der oralen Verabreichung kommt es zu einem schnellen Anstieg der Blutspiegelkurve, die nach $^1/_2$–2 h ihr Maximum erreicht und etwa ab der 4. h parallel zur Kurve nach i. v.-Verabreichung verläuft. Ausnahmen von diesem Verhalten bieten

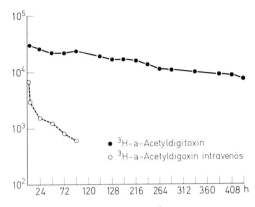

Abb. 12. Blutspiegelkurven nach intravenöser Gabe von ^{3}H-a-Acetyldigoxin und ^{3}H-a-Acetyldigitoxin

lediglich Strophanthin, das kaum meßbare Blutspiegel nach oraler Gabe erreicht, da es zu einem Prozentsatz von weniger als 5% absorbiert wird und das Lanatosid C, das nach Untersuchungen unserer Arbeitsgruppe wesentlich besser enteral absorbiert wird, als bisher angenommen. Der Blutspiegelverlauf nach oraler Gabe zeigt aber insofern ein anderes Verhalten, als zwar ein erstes Maximum etwas verzögert nach etwa 2 h nachweisbar ist, die Blutspiegelkurve dann aber für kurze Zeit abfällt und nach 8–10 h nochmals ansteigt. Erst nach diesem zweiten Maximum finden wir einen der Digoxin-Blutspiegelkurve ähnlichen gleichmäßigen Abfall.

Im Organismus entsprechen die Konzentrationsverläufe zahlreicher Substanzen einfachen e-Funktionen. Der Versuch jedoch, die Blutspiegelkurven der ^{3}H-Aktivitäten nach der Gabe eines tritiierten Herzglykosids mit einer einfachen e-Funktion zu approximieren, ergab nur eine unbefriedigende Annäherung. Eine zusammengesetzte e-Funktion, die durch die Summe mehrerer Terme dargestellt wird, beschreibt dagegen die Blutspiegelkurve ohne Verlust an Information.

Der Exponent des letzten Terms (y) hat in den späten Zeiten, wenn sich die ersten Glieder der Gleichung O nähern, die Bedeutung einer eigentlichen Eliminationskonstanten, aus der sich nach der Beziehung $t_{0,5} = \ln 2/y$ die maßgebliche Halbwertzeit bestimmen läßt.

Die phänomenologische Beschreibung von Blutspiegelkurven durch Exponentialsummen hat primär mit Modellen nichts zu tun und gestattet eine Statistik der Koeffizienten und Exponenten der Gleichung. Anhand dieser Größen können die Verhältnisse bei wiederholter Verabreichung errechnet werden, wobei auch die Möglichkeit zur Simulation von Steady-state-Bedingungen besteht, die Auskunft über die minimalen und maximalen Plateauspiegel sowie die Zeit bis zum Erreichen des Plateaus geben. Berechnungen dieser Art sind gerade in der Therapie mit Herzglykosiden interessant, da ja meistens eine Dauerbehandlung vorgenommen wird. Die auf pharmakokinetischem Weg ermittelten Absorptionsquoten entsprechen im wesentlichen den klinisch bestimmten Größen. Sie betragen für Digitoxin und Digitoxinderivate 90–100%, für Digoxin und Digoxin-verwandte Substanzen 70–80% und für das g-Strophanthin weniger als 5%.

Der Vorteil pharmakokinetischer Untersuchungen zur Bestimmung der für die Therapie notwendigen Größen ist darin zu suchen, daß sie an einer kleinen Anzahl von Probanden und ohne großes Risiko erhoben werden können. Bei der Bestimmung der Abklingquote aufgrund von klinischen Parametern muß auf sehr viel größere Patientenkollektive zurückgegriffen werden. Das zu diesen Untersuchungen notwendige Absetzen des Glykosids bis zur Redekompensation oder dem Wiederauftreten einer Flimmerarrhythmie stellt einen zusätzlichen Risikofaktor für diese Patienten dar und ist deshalb heute nicht mehr zu rechtfertigen. Große Bedeutung haben in den letzten Jahren pharmakokinetische Untersuchungen zur Beurteilung der biologischen Verfügbarkeit (bioavailability) oral verabreichter Glykosidpräparate erlangt. Dabei zeigt sich, daß ein oral zu verabreichendes Präparat in fester Form wohl das vorgeschriebene Quantum an Digoxin enthalten kann, daß dieses jedoch aus Gründen der pharmazeutischen Zubereitung nicht in gleichem Ausmaß absorbiert wird wie bei der Gabe in flüssiger Form. Ein Wechsel des Digoxinpräparates kann bei unterschiedlicher biologischer Verfügbarkeit eine Digitalisintoxikation oder eine Redekompensation einer Herzinsuffizienz verursachen. Für einige in der Bundesrepublik Deutschland auf dem Markt befindliche digoxinhaltige Präparate wurde eine gute biologische Verfügbarkeit nachgewiesen.

4.2.1.4 Veränderungen der Pharmakokinetik durch extrakardiale Erkrankungen und andere Arzneimittel. Ergebnisse von pharmakokinetischen Untersuchungen mit Herzglykosiden an Patienten mit verschiedenen extrakardialen Erkrankungen ermöglichen inzwischen eine dem jeweiligen Krankheitsbild angepaßte Digitalisierung, falls hierzu eine Indikation vorliegt (Tabelle 5). Bei Patienten mit einer Niereninsuffizienz wurde gezeigt, daß Digoxin, das bei Nierengesunden vorwiegend unverändert in den Urin ausgeschieden wird, proportional zur Einschränkung der glomerulären Filtrationsrate verzögert eliminiert wird (Abb. 13), wohingegen die Halbwertzeit von Digitoxin, das in viel stärkerem Maße einem metabolischen Abbau unterliegt, bei einer Einschränkung der Nierenfunktion nicht verlängert ist. Daß Patienten mit einer Niereninsuffizienz dennoch auf die üblichen Digitoxindosen empfindlicher als Normalpersonen reagieren, könnte durch eine verminderte Eiweißbildung und einen veränderten Verteilungsraum erklärt werden. Ältere Menschen entwickeln nach der Gabe von Digoxin eher Intoxikationssymptome, wofür mindestens teilweise eine verminderte renale Ausscheidung des Glykosids verantwortlich zu sein scheint, denn im hohen Alter ist die glomeruläre Filtrationsleistung vermindert.

Tabelle 5. Veränderungen der Pharmakokinetik von Herzglykosiden im erkrankten Organismus

---

Einschränkung der Nierenfunktion:
Verminderte Ausscheidung von Digoxin (Cave ältere Patienten).
Elimination von Digitoxin nicht beeinflußt.

Einschränkung der Leberfunktion:
Digoxin: keine Veränderung.
β-Methyldigoxin und Digitoxin: widersprüchliche Befunde.

Schilddrüsenfunktionsstörungen:
Hyperthyreose: niedrige Glykosidspiegel, größere Digoxindosen erfordelich.
Hypothyreose: hohe Glykosidspiegel, größere Glykosidempfindlichkeit, kleinere Dosen erforderlich.

Malabsorptionssyndrom:
Verminderte Digoxinabsorption.

Maldigestion:
Digoxinabsorption unbeeinflußt.

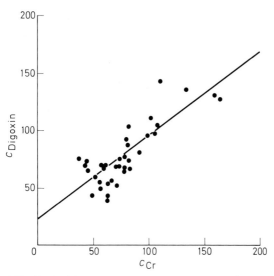

Abb. 13. Beziehung zwischen Digoxin-Clearance (^{C}-Digoxin) und Kreatinin-Clearance (^{C}-Cr) (Doherty et al.)

Die Elimination von Digoxin wird durch Leberfunktionsstörungen nicht beeinflußt.

Andererseits beobachtete Lukas eine deutlich verlängerte Verweildauer von Digitoxin im Organismus bei einer Patientin mit einer Leberzirrhose. Patienten mit Schilddrüsenunterfunktion, die im allgemeinen auf Herzglykoside empfindlicher reagieren als euthyreote Individuen, weisen nach einer gleichen Digoxindosis höhere Blutspiegel auf. Hyperthyreote Kranke dagegen zeigen signifikant niedrigere Konzentrationen im Plasma, wobei zunächst unklar bleibt, ob Unterschiede im Verteilungsraum, Metabolismus, der Ausscheidung oder eine Kombination dieser Vorgänge bei Schilddrüsenfunktionsstörungen unterscheidend sind. Bei einer schweren Herzinsuffizienz wird weniger Digoxin aus bestimmten, in den USA vertriebenen Tabletten, nicht jedoch aus einer Lösung enteral absorbiert. Unsere Arbeitsgruppe hat allerdings für in Deutschland im Handel befindliche Tabletten keine Einschränkung in der Absorption beobachtet. Heizer et al. führten niedrigere Digoxinplasmaspiegel bei Patienten mit einem Malabsorptionssyndrom nach Gabe von Digoxintabletten auf eine verminderte Absorption bei dieser Erkrankung zurück. Inzwischen wurde jedoch gezeigt, daß Digoxin aus flüssigen Präparaten auch bei diesem Krankheitsbild ausreichend absorbiert wird, so daß die Ergebnisse von Heizer et al. lediglich auf eine verminderte biologische Verfügbarkeit der applizierten Tabletten zurückzuführen sind. Der klinische Verdacht, daß bei Patienten mit einer Niereninsuffizienz die Absorption von Digoxin vermindert ist, konnte durch Blutspiegelbestimmungen nicht erhärtet werden.

Während die Höhe der Blutspiegel von Digitoxin nach einer bestimmten Dosis vom Körpergewicht abhängig ist, war es nur in einigen Studien möglich, eine solche Beziehung für Digoxin abzuleiten.

Bei oraler Verabreichung von Digoxin nach Nahrungsaufnahme steigen die Blutspiegel verzögert an, später entspricht aber die Blutspiegelkurve dem Kurvenverlauf nach oraler Applikation in nüchternem Zustand. Werden Neomycin, Cholestyramin, Cholesterol, Cibenclamid, Kaopectate, Metoclopramid oder Diphenylhydantoin oral zusammen mit Digoxin gegeben, liegen die Blutspiegel niedriger, bei gleichzeitiger Verabreichung von Propanthelin oder Chinidin höher. Phenobarbital, Phenylbutazon, Rifampicin und Diphenylhydantoin induzieren den Metabolismus von Digitoxin. Unter Verabreichung von Spironolacton konnte bisher überzeugend nur an Versuchstieren ein verändertes pharmakokinetisches Verhalten von Digoxin und Digitoxin gezeigt werden.

4.2.1.5 Definition der in der Digitalistherapie verwendeten Begriffe.

Aufgrund dieser Ergebnisse scheint es sinnvoll, die von Augsberger definierten Begriffe des Wirkspiegels, des Vollwirkspiegels und der Abklingquote neu zu überdenken (Tabelle 3). Bei diesen Begriffen wurde von der Wirkung oder der Abnahme der Wirkung auf die im Körper befindliche oder aus dem Körper eliminierte Glykosidmenge geschlossen. Selbstverständlich kann davon ausgegangen werden, daß ein solcher Zusammenhang gegeben ist.

Ob er allerdings die größtmögliche Annäherung für die notwendige Dosierung darstellt, muß dagegen bei den großen interindividuellen Streuungen der klinisch bestimmten Größen bezweifelt werden. Die Möglichkeit, Blutspiegel von Herzglykosiden zu messen, erlaubt es, die adäquate Erhaltungsdosis für jedes Glykosid genauer festzule-

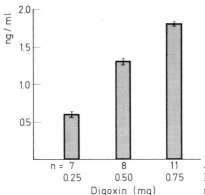

Abb. 14. Korrelation zwischen Blutspiegeln und oral verabreichten Dosen von Digoxin

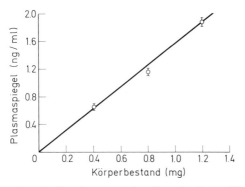

Abb. 15. Korrelation zwischen Blutspiegeln von Digoxin und Körperbestand, der auf pharmakokinetischem Weg ermittelt wurde

gen, denn es besteht eine gute Beziehung zwischen Dosis und Blutspiegel (Abb. 14), der seinerseits wieder gut mit dem Körperbestand korreliert (Abb. 15). Der Körperbestand entspricht dem Wirkspiegel, bei guter therapeutischer Einstellung dem Vollwirkspiegel, der unter Dauerbehandlung erheblich unter dem von Augsberger angegebenen Vollwirkspiegel liegt. Die Abklingquote könnte man durch die genau definierbare Eliminationsquote oder Eliminationshalbwertzeit ersetzen. Wahrscheinlich ist die Elimination die Ursache für die großen individuellen Schwankungen der Erhaltungsdosis, wobei sowohl der Metabolismus als auch die Ausscheidung verantwortlich zu sein scheinen.

Auch der Begriff der Sättigung bedarf der Überprüfung. Gerade das relativ späte Einsetzen der maximalen Glykosidwirkung am Herzen, das je nach Glykosid Stunden auf sich warten lassen kann, strapaziert die Geduld des Therapeuten, der bei dem kleinen therapeutischen Quotienten zwar vorsichtig agieren muß, auf der anderen Seite gerade bei tachykarden Rhythmusstörungen gern mit einer größeren Dosis beginnt und eventuell rasch nachinjizieren will. Hier wäre eine quantitative Aussage wie „Digitalisierung" mit einer hohen, mittleren oder kleinen Initialdosis sinnvoller.

4.2.1.6 Behandlung mit Herzglykosiden. Alle Formen einer verminderten Kontraktilität der Herzmuskulatur, die auf dem Boden einer Koronarinsuffizienz, einer dekompensierten Hypertonie oder eines dekompensierten Klappenvitiums entstanden sind, stellen Indikationen für eine Glykosidtherapie dar. Die Verbesserung der Kontraktilität führt zu einem Anstieg des Herzminutenvolumens, steigert die Diurese und vermindert den enddiastolischen Ventrikeldruck der betroffenen Herzkammer (Abb. 11). Weniger erfolgreich ist dagegen die Behandlung mit Digitalis bei einer konstriktiven Perikarditis, einer floriden Myokarditis oder einer hypertrophischen Kardiomyopathie mit obstruktiver Aortenstenose. Sie sollte deshalb unterlassen werden. Besonders sprechen Patienten mit Vorhofflimmern oder Vorhofflattern und einer raschen Kammerfrequenz auf Digitalis an. Die Wirkung der Herzglykoside ist weniger eindrucksvoll bei jenen Erkrankungen, die primär die Herzmuskelzellen betreffen, wie toxische oder infektiöse Myokarderkrankungen und primäre Kardiomyopathien.

4.2.1.7 Digitalis beim akuten Myokardinfarkt. Umstritten ist die Behandlung des akuten Myokardinfarkts ohne Hinweis auf das Vorliegen einer Herzinsuffizienz mit Herzglykosiden. In der amerikanischen Literatur wird immer wieder darauf hingewiesen, daß die Verabreichung von Digitalis bei Patienten ohne Anzeichen einer Herzinsuffizienz infolge der höheren Wandspannung des Herzmuskels, der gesteigerten Resistenz in den Koronargefäßen und der Widerstandserhöhung im peripheren Kreislauf den kardialen Sauerstoffverbrauch erhöht. Dies führt zu einer Zunahme des ischämischen Bezirks im

Myokard, was eine erhöhte Gefährdung des Patienten zur Folge hat. Die Behandlung eines akuten Herzinfarktes mit Digitalis scheint nach dieser Studie also nur dann indiziert zu sein, wenn eine Herzinsuffizienz vorliegt. Diese meist aus Tierversuchen abgeleiteten Vorstellungen werden jedoch von einigen europäischen Untersuchern bestritten, die entsprechende hämodynamische Messungen an Infarktkranken vornahmen. Die Untersuchungen betrafen jedoch in der Regel Patienten mit einer guten Prognose. Weiterhin muß eingewendet werden, daß eine Wirkung auf den ischämischen Bezirk selbst nicht erwartet werden kann. Die Digitalistherapie kann also nur bei jenen Patienten empfohlen werden, bei denen auch eine Myokardinsuffizienz vorliegt.

4.2.1.8 Digitalis bei Angina pectoris. Liegt bei Patienten mit einer Angina pectoris eine Herzvergrößerung vor, kann nach dem La-Place-Gesetz (Abb. 16) durch Verkleinerung des Herzens eine Verminderung der Wandspannung und damit auch des Sauerstoffverbrauchs erzielt werden (Abb. 18). Eine Besserung der Beschwerden ist auch bei Patienten mit einer nächtlichen Angina pectoris und zusätzlichen Symptomen im Sinne einer Belastungsdyspnoe zu erwarten. Findet sich jedoch kein Hinweis für eine Herzinsuffizienz, muß mit einem größeren Bedarf an Sauerstoff durch die positiv inotrope Wirkung und dem bei Nachbelastung sich steigernden Effekt der Herzglykoside gerechnet werden (Abb. 17). Die Patienten können also keinesfalls von einer Digitalisierung profitieren. In jedem Fall ist bei einer Zunahme der Beschwerden das Glykosid sofort wieder abzusetzen.

Gleichung nach Laplace

$T = \dfrac{r \times P}{2\,h}$

T = Wandspannung
r = Radius des Ventrikels
P = intraventrikulärer Druck
h = Wanddicke

Abb. 16. Beziehung zwischen Wandspannung, Radius, intrakavitärem Druck und Wanddicke in einem Hohlkörper

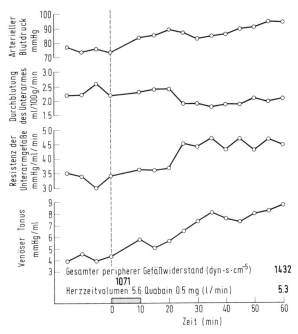

Abb. 17. Verhalten des arteriellen Blutdrucks, der Durchblutung sowie der Resistenz der Unterarmgefäße des venösen Tonus, des Herzzeitvolumens und der peripheren vaskulären Resistenz bei einem Herzgesunden vor und nach intravenöser Verabreichung von 0,6 mg Strophanthin. (Nach Braunwald, 1976)

4.2.1.9 Digitalis bei der chronisch obstruktiven Lungenerkrankung. Vor einer Diskussion über den routinemäßigen Einsatz von Digitalis bei einer chronischen obstruktiven Lungenerkrankung mit Rechtsherzbelastung müssen die Fragen geklärt werden, ob Herzglykoside überhaupt die gewünschte Wirkung haben und ob unter diesen Bedingungen evtl. ein größeres Therapierisiko besteht.

Vatner und Braunwald haben bei nicht-anästhesierten Hunden mit einer experimentell induzierten Trikuspidalinsuffizienz und einer Pulmonalstenose eindeutig demonstriert, daß Digitalis bei dieser Versuchsanordnung am rechten Herzen wirksam war. Die Autoren bemerkten allerdings lediglich eine geringe positiv inotrope Wirkung bei *nicht-insuffizienten* im Vergleich zu insuffizienten Herzen. Bei

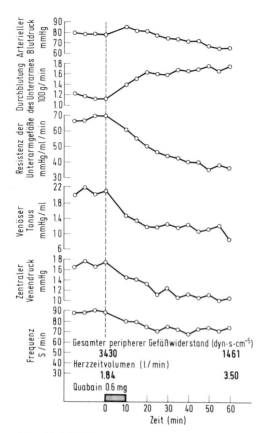

Abb. 18. Verhalten des arteriellen Blutdrucks, der Durchblutung sowie der Resistenz der Unterarmgefäße, des venösen Tonus, des zentralvenösen Drucks, der Herzfrequenz, des Herzzeitvolumens und der peripheren vaskulären Resistenz bei einem herzinsuffizienten Patienten vor und nach intravenöser Verabreichung von 0,6 mg Strophanthin. (Nach Braunwald et al., 1976)

Patienten mit einer chronisch obstruktiven Lungenerkrankung *ohne* Hinweis auf eine *Herzinsuffizienz* scheint Digitalis nach den Befunden zahlreicher Untersucher nicht induziert zu sein. Ferrer et al. wiesen dagegen bei Patienten *mit* einer *Rechtsherzinsuffizienz* eine deutliche Verbesserung nach. Die rasche Digitalisierung führte zu einer Senkung des enddiastolischen Ventrikeldrucks in der rechten Herzkammer, zu einem Anstieg des systolischen Pulmonalarteriendruckes und des Herzzeitvolumens. Jezek und Schrien fanden einen günstigen Einfluß von Deslanatosid C auf die Hämodynamik bei Patienten mit einem Cor pulmonale chronicum: der enddiastolische Druck der rechten Herzkammer nahm ab und das Herzzeitvolumen stieg an. Eine richtungweisende Wirkung auf die vaskuläre Resistenz trat in dieser Studie nicht ein. Die Aussagekraft ist allerdings deshalb eingeschränkt, weil es zu einem leichten, aber signifikanten Abfall des pulmonal-kapillaren Verschlußdrucks kam. Vor der Digitalisierung war der kapillare Verschlußdruck unter körperlicher Belastung von 13 auf 21 mm Hg angestiegen. Dieser Befund des erhöhten Fülldrucks linksventrikulär wirft die Frage auf, ob zusätzlich eine Linksherzinsuffizienz vorlag. Denn Patienten mit einer schweren obstruktiven Lungenerkrankung können eine Linksherzhypertrophie möglicherweise auf dem Boden einer chronischen Hypoxämie aufweisen. Das aber würde bedeuten, daß die Veränderung der Hämodynamik beim Cor pulmonale teilweise auf einer Verbesserung der Funktion der linken Herzkammer beruht. Die Ergebnisse dieser Studie sollen aber insofern mit Vorsicht interpretiert werden, als die Bestimmung des pulmonal-kapillaren Verschlußdruckes bei einer chronisch obstruktiven Lungenerkrankung nicht sehr verläßlich ist. Mehrere Untersucher fanden nach einer schnellen Digitalisierung einen leichten Anstieg der vaskulären Resistenz in der Lungenstrombahn, welche die Nachbelastung des rechten Ventrikels erhöht. Daraus läßt sich ableiten, daß der resultierende Effekt beim Cor pulmonale nur schwer zu erfassen ist und wahrscheinlich zu keiner klinisch relevanten Verbesserung der Hämodynamik führt.

Vorstellungen über die Digitalisempfindlichkeit und damit über das Risiko einer Glykosidtherapie beim Cor pulmonale gewannen Baum et al. dadurch, daß sie insgesamt 1,2 mg Acetylstrophanthin in mehreren Dosen 18 digitalisierten Patienten mit einer chronisch obstruktiven Lungenerkrankung mit Rechtsherzbelastung intravenös verabreichten. 6 Patienten entwickelten elektrokardiographisch faßbare Zeichen einer Digitalisintoxikation. Lown hatte dagegen gezeigt, daß die meisten mit Digoxin eingestellten Patienten ohne Hinweis auf ein Cor pulmonale eine Acetylstrophanthin-Dosis dieser Größenordnung ohne Intoxikationssymptome tolerierten.

Der Mechanismus für die ausgeprägte Digitalisempfindlichkeit beim Cor pulmonale ist nicht geklärt. Die Serumhalbwertzeiten von Digoxin bei Patienten mit einem Cor pulmonale oder einer Stauungsinsuffizienz sind nicht verlängert. Beim Versuchstier führt die akute Hypoxämie zu einer größeren Digitalisempfindlichkeit. Dies ist jedoch bei einer chronischen Hypoxämie nicht der Fall. Die gesteigerte Empfindlichkeit bei der akuten Hypoxämie ist möglicherweise auf eine Erhöhung der Katecholaminkonzentration im Blut zurückzuführen, die zu einer gesteigerten Kammerautonomie führt. Dieser Effekt addiert sich mit jenem, der durch die Herzglykoside ausgelöst wird. Das bedeutet aber, daß Patienten mit einem Cor pulmonale ein erhöhtes Risiko unter einer Digitalistherapie aufweisen.

Die Konsequenzen für die Klinik bestehen in strengen Kriterien für die Anwendung von Herzglykosiden beim Cor pulmonale. Lediglich bei einer Dekompensation des rechten Herzens scheint eine Digitalistherapie gerechtfertigt zu sein. Aber auch unter diesen Voraussetzungen empfiehlt sich die Einstellung mit relativ kleinen Erhaltungsdosen.

4.2.1.10 Digitalisbehandlung bei älteren Patienten. Es ist seit langem bekannt, daß ältere Menschen häufig eine Digitalisintoxikation entwickeln, wenn sie mit Erhaltungsdosen behandelt werden, unter denen jüngere Patienten gut eingestellt sind. Ob die Glykosidempfindlichkeit des Myokards mit dem Alter zunimmt, ist allerdings noch nicht endgültig geklärt. Während sich die Anstiegssteilheit der aktiven Spannungsentwicklung des Myokards junger und alter Versuchstiere nicht unterscheiden, ließen sich erhebliche Differenzen in der ATP-ase-Aktivität der Mikrosomenfraktionen nachweisen.

Eine weitere Erklärung für die gesteigerte Glykosidempfindlichkeit im Alter ist das abweichende pharmakokinetische Verhalten. Ewy und Mitarbeiter fanden höhere Serumkonzentrationen bei älteren im Vergleich zu jüngeren Patienten nach einer einmaligen intravenös applizierten Dosis von Digoxin. Diese Beobachtung beruht auf der verminderten glomerulären Filtrationsrate im Alter, die auch zu einer Beeinträchtigung der Digoxinausscheidung führt. Dadurch kommt es zu erheblich verlängerten Halbwertzeiten im Serum. Außerdem sind ältere Patienten oft dünner und die Muskelmasse ist geringer, so daß sich das Verteilungsvolumen ändert. Die verlängerte

Halbwertzeit im Serum und das verminderte Verteilungsvolumen sind für die relativ hohen Digoxin-Serumspiegel im steady state verantwortlich.

Für die Betreuung älterer Patienten empfehlen sich häufige Kontrolluntersuchungen und eine verhältnismäßig niedrige Erhaltungsdosis (0,125–0,25 mg verteilt auf den Tag) auch bei nicht erhöhter Serum-Kreatininkonzentration, denn selbst unter diesen Bedingungen kann die Kreatinin- und damit auch die Digoxin-Clearance erheblich eingeschränkt sein.

4.2.1.11 Digitalisbehandlung bei Kindern. Die publizierten Befunde über die Kinetik von Digoxin bei Kindern sind zum Teil widersprüchlich. Im Vergleich zu Erwachsenen scheint die enterale Absorption im gleichen Bereich zu liegen, das Verteilungsvolumen aber größer zu sein. Frühgeborene scheiden weniger Digoxin mit dem Urin aus, die Serumhalbwertzeiten sind folglich verlängert. Das Kleinkind weist wahrscheinlich eine größere Digitalistoleranz auf, da Serumspiegel zwischen 2–3 ng Digoxin/ml in der Regel gut vertragen werden.

Vorstellungen über die Voraussetzung von höheren Spiegeln, um eine optimale kontraktilitätssteigernde Wirkung zu erzielen, sind noch nicht eindeutig belegt.

Für eine optimale Digitalistherapie gelten demnach neben dem klinischen Befund zunächst noch die vom Erwachsenenalter her bekannten Glykosidkonzentrationen. Für die Behandlung von Kindern bedeutet dies eine präzise Feindosierung. Zu diesem Zweck gibt es speziell für den pädiatrischen Bereich bestimmte Darreichungsformen. Die pro kg Körpergewicht berechneten Dosen sind in Tabelle 6 dargestellt.

4.2.1.12 Glykosidwahl und Vorgehen. Die Glykosidwahl ist deshalb in den letzten Jahren erheblich einfacher geworden, weil inzwischen angenommen wird, daß sowohl die positiv inotrope als auch die elektrophysiologische Wirkung für die einzelnen Glykoside zumindest sehr ähnlich ist. Reinpräparate sind Glykosidgemischen wegen der präziseren Dosierbarkeit immer vorzuziehen. Die Suche nach dem optimalen Glykosid in den 60er Jahren hat dazu geführt, daß in α- und β-Stellung der terminalen Digitoxose acetylierte und methylierte Derivate von Digoxin auf den Markt gebracht wurden (Tabelle 7).

Tabelle 6. Digoxindosen für die Behandlung von Kindern (Marcus, 1978)

Applika-tionsweg	Sättigungsdosis (mg/kg Körpergewicht)			
	Früh-geborene Neu-geborene	Säuglinge	Kinder bis zu 10 Jahren	
Oral	0,03–0,05	0,04–0,06	0,04–0,06	$^1/_{10}$–$^1/_5$ der Sättigungsdosis bei Frühgeborenen $^1/_5$–$^1/_3$ der Sättigungsdosis bei Säuglingen und Kleinkindern
Intravenös	0,02–0,04	0,03–0,05	0,02–0,06	wie oben

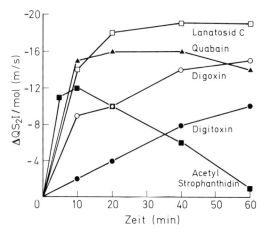

Abb. 19. Verhalten der elektromechanischen Systole nach intravenöser Verabreichung von verschiedenen Herzglykosiden in Abhängigkeit von der Zeit (Forester et al.)

Tabelle 7. Glykoside, ihre Bezeichnung im Handel, kinetische Parameter und Dosierungsrichtlinien

Glykoside	Handelsnamen	Biol. Verfügbarkeit % der oral verabreichten Dosis	Halbwertzeit (Tage)	Abklingquote (% d. Körperbestands pro Tag)	Zeit bis zur opt. Wirkung n. i. v.-Gabe (Stunden)	Verzögerte Elimination bei d. Niereninsuffizienz	Mittlere Erhaltungsdosis (mg/Tag) i. v.	oral
Digitoxin	Digimerck	90	8	7	6–8	0	0	0,1
Lanatosid C	Cedilanid	40–60	1,5–2	25–30		+		1,0
Digoxin	Digacin / Lanicor / Lenoxin	70–80	1,5–2	25–30	} 1–2	+	} 0,25	} 0,25–0,5
β-Acetyldigoxin	Novodigal	70–80	1,5–2	25–30	1–2	+		0,3–0,4
α-Acetyldigoxin	Dioxanin	70–80	1,5–2	25–30	1–2	+		0,4
β-Methyldigoxin	Lanitop	90	2–2,5	20	(30 min)	+	0,2	0,2
Proscillaridin	Talusin	30	1,5	50		0		1,5
Methylpro-scillaridin	Clift	60–70		40		0	0,25–0,5	0,5–0,75
Pernvosid	Encordin	50	1,5	40		0		1,0
k-Strophanthin i. v.	Kombetin	–	1	40	(30 min) +	0,25		

Diese Glykoside sollten eine günstigere enterale Resorption bei unverändertem Eliminationsverhalten gegenüber dem Digoxin aufweisen. β-Methyldigoxin wird zwar etwas besser resorbiert, aber langsamer eliminiert als Digoxin, während sich für die acetylierten Derivate auch keine bessere enterale Resorption feststellen ließ.

Da die interindividuellen Streuungen der Absorption für die einzelnen neuen Glykoside sehr ähnlich aussehen, muß bezweifelt werden, ob sie einen Vorteil gegenüber Digoxin darstellen. Eine Rechtfertigung für eine Strophanthinbehandlung scheint deshalb nicht mehr gegeben zu sein, weil Forester et al. nachwiesen, daß Lanatosid C bei i. v.-Verabreichung genau so schnell das Wirkungsoptimum erreicht wie Ouabain (g-Strophanthin) (Abb. 19). Da Lanatosid C sich in seiner Elimination ähnlich verhält wie Digoxin, *scheint* es sinnvoll, Lanatosid C bei intravenöser und Digoxin bei oraler Therapie anzuwenden. Auf weitere Glykoside könnte man dann verzichten. Auch das Argument, eine Digitoxintherapie sei bei einer Niereninsuffizienz angezeigt, da diese Substanz in höherem Maße metabolisiert wird und keine längeren Halbwertzeiten aufweist als bei Nierengesunden, scheint deshalb wenig einleuchtend, weil die Therapie einer evtl. auftretenden Digitalisintoxikation bei den langen Halbwertzeiten von Digitoxin sehr schwierig ist. Auch bei einer Niereninsuffizienz kann man nach den von Smith angegebenen Formeln unter Einbeziehung des Kreatininplasmaspiegels (Tabelle 8) eine sichere Behandlung mit Digoxin durchführen.

Der hohe Prozentsatz an Intoxikationen unter einer Digitalistherapie zwingt zu einer sorgfältigen Überwachung der Patienten. Neben ana-

Tabelle 8. Gleichungen zur Berechnung der Abklingquote aus der Kreatinin-Clearance

$$\text{Abklingquote} = \frac{\text{Kreatininclearance (ml/min)}}{5}$$

$$\text{Abklingquote } (\male) = 11{,}6 + \frac{20}{\text{Kreatinin i. S. (mg\%)}}$$

$$\text{Abklingquote } (\female) = 12{,}6 + \frac{16}{\text{Kreatinin i. S. (mg\%)}}$$

mnestischen Hinweisen, dem klinischen Befund und der Röntgen-untersuchung des Thorax verdient insbesondere das EKG besondere Beachtung. In neuer Zeit hat sich zusätzlich die Blutspiegelbestim-mung von Herzglykosiden durchgesetzt.

Ist eine Digitalistherapie geplant, sollte man vor der Einleitung der Behandlung zunächst klären, ob absolute oder relative Kontraindika-tionen gegen den Einsatz von Herzglykosiden vorliegen, wie z. B. A.V-Blockierung höheren Grades, Hyperkalzämie, schwere Hypoka-liämie, akuter Myokardinfarkt ohne Hinweis auf eine Insuffizienz (Tabelle 9). Außerdem sollte geprüft werden, ob eine Digitalisbe-handlung bereits eingeleitet war und eine Intoxikation sicher auszu-schließen ist. Neben der klinischen Symptomatologie und Verände-rungen im EKG kann hier die Bestimmung eines Serumspiegels wei-terhelfen.

Die Digitalisierung muß selbstverständlich dem Krankheitsbild ange-paßt werden. Bei einer schweren Stauungsinsuffizienz gibt man das Glykosid besser i. v. und beginnt mit einer höheren Dosis (0,5–1 mg Digoxin oder Lanatosid C am 1. Tag). Dann geht man unter Kon-trolle des EKG in den nächsten Tagen auf die Erhaltungsdosis von 0,25–0,5 mg pro Tag über (Tabelle 10). Liegt eine Belastungsinsuffi-zienz vor, kann man sich Zeit lassen und mit der Erhaltungsdosis auf oralem Wege vom 1. Tag an beginnen. Unter diesen Umständen er-hält man nach 5–6 Tagen einen ausreichenden Körperbestand (Abb. 20). Dies trifft jedoch nicht für das Digitoxin zu (Abb. 21). Wird mit der Erhaltungsdosis von 0,1 mg Digitoxin pro Tag behan-delt, ergibt sich der notwendige Körperbestand erst nach etwa 4 Wochen.

Tabelle 9. Kontraindikation gegen eine Digitalistherapie

1. Digitalisintoxikation
2. Ausgeprägte Hypokaliämie
3. Hyperkalzämie
4. Ausgeprägte Hyperkaliämie
5. Rhythmusstörungen wie AV-Blockierungen II. und III. Grades, Kammer-tachykardie, atriale Tachykardien mit Blockierung
6. Frischer Myokardinfarkt ohne Hinweis auf eine Herzinsuffizienz

Tabelle 10. Kenndaten der wichtigsten Herzglykoside für den therapeutischen Einsatz

Glykosid	Absorption	Wirkungsbeginn bei intravenöser Injektion	Wirkungs-maximen	Halbwertszeit	Hauptausschei-dungsweg
Strophanthin	< 10%	5–10 min	1½–2 h	21 h	Renal
Digoxin	60–80%	15–30 min	1½–3 h	1½–2 Tage	Renal
Digitoxin	90–100%	25–120 min	4–12 h	5–8 Tage	Metabol.

Glykosid	Sättigungsdosis intravenös	Mittlere Erhal-tungsdosis oral
Strophathin	0,3–0,5 mg	–
Digoxin	0,75–1 mg	0,25–0,5 mg
Digitoxin	1 mg	0,1 mg

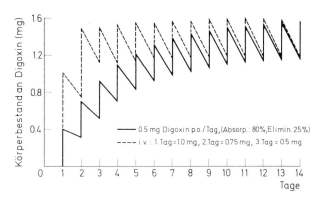

Abb. 20. Das Verhalten des Körperbestandes von *Digoxin* nach schneller Aufsättigung und einer Behandlung mit einer Erhaltungsdosis vom ersten Tag an

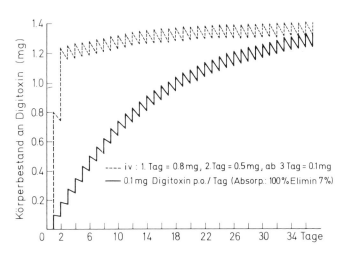

Abb. 21. Das Verhalten des Körperbestandes von *Digitoxin* nach schneller Aufsättigung und einer Behandlung mit einer Erhaltungsdosis vom 1. Tag an

Liegt bei Patienten mit einem Schrittmacher eine Herzinsuffizienz vor, werden sie immer noch nach der bereits von Withering (1785) vorgeschlagenen Digitalisierung bis zum Auftreten von Brechreiz eingestellt, da aus dem Erregungsablauf im EKG kaum Rückschlüsse auf die Glykosidwirkung gezogen werden können. Später wird auf eine Erhaltungsdosis übergegangen, die gerade unter der Dosis liegt, die Brechreiz erzeugt.

4.2.1.13 Die Bestimmung von Herzglykosidblutspiegeln. Unter den einzelnen Analyse-Methoden zur Messung von Glykosidkonzentrationen kommt dem Radioimmunoassay (bzw. Enzymimmunoassay) als dem empfindlichsten und am einfachsten zu handhabenden Verfahren besondere Bedeutung zu.

Blutspiegelbestimmungen zur Beurteilung der Digitalisierung sind nur dann sinnvoll, wenn das Pseudoverteilungsgleichgewicht erreicht ist, d. h. wenn die Blutspiegelkurve beginnt, im Sinne einer einfachen Exponentialen abzufallen. Erst dann kann von einem bestimmten Blutspiegel auf den Körperbestand an Digoxin (früher: Wirkspiegel) und auch auf die Konzentration in dem den relevanten Rezeptor enthaltenden Gewebe (hier das Herz) geschlossen werden. In der Praxis bedeutet dies, daß Blutspiegelbestimmungen in den ersten 8 h nach oraler oder intravenöser Gabe eines Glykosids wenig aussagekräftig sind. Im allgemeinen haben sich Blutentnahmen unmittelbar vor der Verabreichung der nächsten Dosis, also 12 oder 24 h nach der letzten Applikation, durchgesetzt. Bei der Interpretation des ermittelten Blutspiegels muß die zugrundeliegende Erkrankung mitberücksichtigt werden. Da das Krankheitsbild der Herzinsuffizienz nicht einheitlich ist und Glykosidnebenwirkungen auch von Elektrolytstörungen abhängig sind, kann ein einheitlicher therapeutischer Blutspiegel nicht erwartet werden. Der in der Literatur angegebene therapeutische Bereich für Digoxin zwischen 0,7 und 2 ng/ml ist auf die häufigsten Formen einer Herzinsuffizienz, nämlich die als Folge einer ischämischen Myokarderkrankung und als hypertensive Myokarderkrankung entstanden sind, zu beziehen. Patienten mit einem dekompensierten Cor pulmonale brauchen weniger Digitalis, die Digoxinblutspiegel liegen eher an der unteren Grenze des oben angegebenen Bereichs. Bei supraventrikulären Rhythmusstörungen, Aortenfehlern und Endomyokardfibrose liegen die therapeutischen Blutspiegel dagegen meistens bei oder sogar über 2 ng/ml. Bei einer optimalen Einstellung mit Digitoxin liegen die Blutspiegel zwischen 10 und 30 ng/ml.

Sicher bedarf nicht jede Digitalistherapie der Überwachung durch Blutspiegelbestimmungen. Treten keine Komplikationen bei der Einstellung auf, kommt man mit der Überprüfung des EKG aus.

Blutspiegelbestimmungen von Herzglykosiden sind angezeigt bei:

1. Verdacht auf eine Digitalisintoxikation. Da viele Rhythmusstörungen Ausdruck sowohl einer noch nicht kompensierten Herzinsuffizienz als auch einer Digitalisintoxikation sein können, empfiehlt sich das Messen der Blutspiegel;
2. Verdacht auf eine Digitalisintoleranz. Nebenwirkungen von Herzglykosiden bei einem Körperbestand (früher: Wirkspiegel), der für die Kompensation nicht ausreicht;
3. nicht-kardialen Erkrankungen, welche die Pharmakokinetik von Herzglykosiden beeinflussen (z. B. Malabsorptionssyndrom, Niereninsuffizienz, Hyperthyreose, Hypothyreose);
4. Verdacht auf pharmakokinetische Interaktionen mit anderen Medikamenten (z. B. gleichzeitige Verabreichung von Metoclopramid, Neomycin, Cholestyramin, Phenytoin);
5. Verdacht auf eine unzuverlässige Einnahme von Herzglykosiden.

4.2.1.14 Nebenwirkungen. Nebenwirkungen unter einer Digitalistherapie sind häufig. Sie werden bei etwa 10% aller behandelten Patienten beobachtet und finden sich besonders bei Störungen des Kaliumhaushaltes, da die therapeutische Breite der Herzglykoside durch eine Kaliumverarmung verringert wird. Andererseits kann bei einer akuten Digitalisintoxikation durch die Hemmung der ubiquitär vorkommenden Na^+-Ka^+-aktivierten Membran-ATP-ase auch eine Hyperkaliämie auftreten. Deshalb ist bei einer Digitalisintoxikation immer die Überprüfung der Kaliumserumkonzentration erforderlich. Tritt die Überdosierungserscheinung im Verlauf einer Glykosidbehandlung auf, muß nach deren Ursache gesucht werden.

Zunächst sind die Fragen zu beantworten:

Ist die Erhaltungsdosis zu hoch? Liegt evtl. auch nur eine passagere Nierenfunktionsstörung vor? Werden gleichzeitig Diuretika verabreicht?

Im EKG sind zunächst die Kammerendteilveränderungen eindrucksvoll:

QT-Verkürzung (10–15%), ST-Senkung (meist muldenförmig über der linken Herzkammer oder derjenigen Herzkammer mit der größten Muskelmasse am stärksten ausgeprägt), T-Abflachung oder präterminale T-Negativierung (Tabelle 11).

Diese Abweichungen werden bei Hypertrophie verstärkt vorgefunden. Sie können zwar organische Befunde vortäuschen oder maskieren, haben aber per se keine Bedeutung.

Tabelle 12 gibt die Häufigkeit verschiedener durch Herzglykoside begünstigter Rhythmusstörungen wieder. Sie beruhen entweder auf einer Störung der Reizleitung oder einer Förderung der Reizbildung in bestimmten Strukturen des Reizleitungssystems.

Die Hemmung der Reizleitung führt zu sinuatrialen oder atrioventrikulären Leitungsverzögerungen. Eine Blockierung 1. Grades am Sinusknoten ist im Oberflächen-EKG nicht erkennbar, am AV-Knoten wohl aber mit einiger Sicherheit. Die einfache Verzögerung der PQ-Dauer ist jedoch harmlos. Bei höhergradiger Blockierung tritt ein sinuatrialer bzw. ein AV-Block II. Grades meist als Wenckebach-Periodik oder eine SA- oder AV-Blockierung III. Grades auf. Bei Vorhofflimmern darf eine einfache Kammerfrequenzverlangsamung bei erhaltener absoluter Arrhythmie bis zu einem gewissen Grenzwert noch nicht als toxische Nebenwirkung gewertet werden, wohl aber das Auftreten einer langsamen und regelmäßigen Kammerfrequenz (Vorhofflimmern mit AV-Block = häufige Rhythmusstörung bei Digitalisüberdosierung!). Die gesteigerte Reizbildungstendenz hat supraventrikuläre und ventrikuläre, auch nodale Extrasystolen sowie entsprechende Tachykardien zur Folge. Bei supraventrikulären Tachykardien oder Vorhofflattern kommt es bei einer gleichzeitig vorliegenden AV-Leitungsverzögerung zu teilweisen oder voll-

Tabelle 11. Digitalisinduzierte EKG-Veränderungen

1. Verlangsamung der Herzfrequenz
2. Verlängerung der PQ-Zeit
3. Verkürzung der QT-Zeit
4. Senkung der ST-Strecke
5. Abflachung von T

Tabelle 12. Häufigkeit von verschiedenen digitalisbegünstigten Rhythmusstörungen. 926 Fälle aus 14 Zusammenstellungen (Nach Fisch und Stone)

Supraventrikuläre Arrhythmien	354 (38,3%)		
Sinustachykardie		29	
Sinusbradykardie		32	
mit AV-Ersatzrhythmus			11
Sinusstillstand		11	
Sinuatrialer Block		7	
Wandernder Schrittmacher		16	
Vorhofflimmern		104	
tachykard			3
bradykard			21
nicht spezifiziert			80
Paroxysmale supraventrik. Tachykardie		98	
ohne AV-Block			6
mit AV-Block			92
Atriale Extrasystolen		34	
Vorhofflattern		12	
Ventrikuläre Arrhythmien	567 (61,6%)		
Ventrikuläre Extrasystolen		481	
Bigeminie			189
multifokale			143
nicht spezifiziert			79
andere (gehäufte, unifokale, gelegentliche usw.)			70
Ventrikuläre Tachykardie		85	
Kammerflimmern		1	
Atrioventrikulärer Block	314 (34%)		
ersten Grades		91	
zweiten Grades		101	
Wenckebach' Perioden			28
dritten Grades		82	
nicht spezifiziert		12	
Atrioventrikuläre Dissoziation	92 (9,9%)		
Atrioventrikuläre Rhythmen	138 (14,9%)		
AV-Tachykardie		106	
AV-Rhythmus		28	
AV-Extrasystolen		4	

ständigen Blockierungen: Eine Vorhoftachykardie mit Block ist die typische digitalisinduzierte supraventrikuläre Tachykardie. Sie ist in etwa 80% der Fälle digitalisbedingt (Vorhoffrequenz 120–220/min, Kammerfrequenz 80–160/min). Liegt eine Digitalisintoxikation vor, kann ein ektopischer nodaler Reizbildner die erwartete, langsame Herzschlagfolge durch eine rasche, regelmäßige Kammerfrequenz, die möglicherweise bei Vorliegen eines Ausgangsblockes die Charakteristika einer Wenckebach-Periodik aufweist, überspielen. Die gesteigerte Reizbildungstendenz führt möglicherweise in den Kammern bei der gleichzeitig glykosidinduzierten Erniedrigung der „Flimmerschwelle" zu Kammerflimmern als der gefährlichsten Manifestation der Digitalisintoxikation.

Fast jeder Typ einer Herzrhythmusstörung kann durch eine Digitalisüberdosierung verursacht sein, die dann immer als gefährlich anzusehen ist.

Gastrointestinale Nebenwirkungen wie Inappetenz, Übelkeit, Erbrechen, Durchfall, sind häufig vornehmlich durch die zentral vermittelten Vaguseffekte ausgelöst. Die lokale Reizwirkung scheint von eher untergeordneter Bedeutung zu sein. Zu beachten ist allerdings, daß diese Erscheinungen auch als Symptome einer Herzinsuffizienz auftreten können. Zentralnervöse Störungen, wie Depressionen, Schwindel, Halluzinationen, Kopfschmerz, psychotische Störungen und Sehstörungen, wie unscharfes Sehen, Farbensehen, Lichthöfe, Doppeltsehen, Skotome, insbesondere Flimmerskotome werden beobachtet.

Gynäkomastie tritt nur gelegentlich nach langdauernder Digitalistherapie auf. Allergien und Hautreaktionen sind äußerst selten. Bei akuter Digitalisüberdosierung kann sich auch eine Hyperkaliämie einstellen!

4.2.1.15 Behandlung der Glykosidnebenwirkungen. Bei ungefährlichen Manifestationen empfiehlt sich eine Dosisreduktion bzw. eine mehrtägige Digitalispause unter sorgfältiger Beobachtung des Patienten. Bei schweren Formen muß die Digitalispause unter Umständen bis zu 2 Wochen ausgedehnt werden, auch wenn nur ein mittellangwirkendes Digoxinderivat verabreicht worden war. Dabei kann die Herzinsuffizienz wieder manifest werden, die dann durch eine

Steigerung der diuretischen Therapie und dem evtl. Einsatz von vasodilatatorisch wirksamen Medikamenten beherrscht werden muß.
Bei gastrointestinalen Nebenwirkungen bietet sich zwar ein Wechsel auf dünndarmlösliche Präparate (Gladixol, Digimerck „dünndarmlöslich") an, der jedoch natürlich die durch das Zentralnervensystem verursachte Wirkung nicht beeinflußt. Antacida (Gelusil, Masigel, Palliacol u. a.) sowie Antiemetika (Paspertin, Vomex A) können allerdings versuchsweise verabreicht werden.
Bei digitalisbedingten Herzrhythmusstörungen sollte die Digitalispause zunächst unter Monitorüberwachung erfolgen. Voraussetzung ist stets der Ausgleich einer evtl. gestörten Kaliumbilanz. Steht die gesteigerte Irritabilität mit Extrasystolie im Vordergrund, so ist auch bei normalem Serum-Kalium die Gabe von zusätzlichem Kalium möglich. In der Regel genügt eine orale Medikation von 40–60 mmol Kalium pro Tag (Kalinor Brausetabletten, Rekawan-Granulat). In dringenden Fällen und bei erheblichen gastrointestinalen Symptomen sollte die intravenöse Tropfinfusion zum Einsatz kommen, wobei 40–80 mmol KCL in 500 ml 5%-Glukose über 2–4 h infundiert werden. Bei Hypokaliämie sind unter Umständen wesentlich größere Dosen notwendig, die bis zu 300 mmol pro Tag betragen, wobei wegen der möglichen Venenreizung und weiterer Rhythmusstörungen nur langsam infundiert werden soll. Bei vollständigem AV-Block darf kein Kalium verabreicht werden, da ventrikuläre Reizbildner unterdrückt werden können.
Unter den Antiarrhythmika eignet sich hier zur Therapie ventrikulärer Arrhythmien am besten Phenytoin (Phenhydan, Eupanutin), das gewissermaßen als Antidot anzusehen ist. Die Dosis beträgt 125–250 mg i. v. (sehr langsame Injektion, mindestens 10 min!), p. o. 3–4 × 100 mg.
Bei AV-Block und Bradykardie ist evtl. ein passagerer Schrittmacher indiziert. Atropin führt oft nicht zum Erfolg. Außerdem klingt die Wirkung rasch ab.
Eine Vorhoftachykardie mit Block macht die Abgrenzung von Vorhofflattern erforderlich, da die therapeutischen Konsequenzen gegensätzlich sind. Als Antiarrhythmikum der Wahl ist hier Phenytoin einzusetzen.

Eine Elektroreduktion sollte wegen der Gefahr von therapieresistentem Kammerflimmern vermieden werden. Ebenso ist von einer diagnostischen Karotissinusmassage unter diesen Bedingungen Abstand zu nehmen.

4.2.2 Sympathikomimetika

Bei der intravenösen Gabe von sympathomimetischen Aminen, wie Adrenalin (Suprarenin), Isoproterenol (Aludrin), Orciprenalin (Alupent), Dopamin, Dobutamin (Dobutrex), läßt sich eine noch deutlichere Verbesserung der myokardialen Kontraktilität nachweisen als bei der Verabreichung von Digitalis. Diese Substanzen wirken hauptsächlich über die β-adrenergen Rezeptoren am Herzen.

Von klinischer Bedeutung ist bei der sog. therapiefraktären Herzinsuffizienz (s. S. 91 ff.) besonders das Dopamin. Inwieweit es in dieser Indikation von dem neuerdings in den Handel gekommenen Dobutamin (Dobutrex) verdrängt wird, läßt sich noch nicht absehen (Tabelle 13). Beide Substanzen sind sehr effektiv und steigern bei einer Herzinsuffizienz dosisabhängig das Herzzeitvolumen. Der pulmonal-kapillare Verschlußdruck sinkt als Ausdruck einer Verminderung des diastolischen Füllungsdrucks der linken Herzkammer ab. Dabei wird die periphere Resistenz nur leicht vermindert. Dopamin führt zusätz-

Tabelle 13. Aktivität von adrenergen Rezeptoren im Herz und peripheren Gefäßsystem unter dem Einfluß von Sympathikomimetika (Nach Sonnenblick et al., New Engl. J. Med., 1979)

	α (Peripherie)	β_I (Herz)	β_{II} (Peripherie)
Noradrenalin	+ + + +	+ + + +	0
Adrenalin	+ + + +	+ + + +	+ +
Dopamin[a]	+ + + +	+ + + +	+ +
Isoproterenol	0	+ + + +	+ + + +
Dobutamin	+	+ + + +	+ +
Methoxamin	+ + + +	0	0

[a] Verursacht eine Dilatation des renalen und mesenterialen Gefäßsystems durch die Stimulation der dopaminergen Rezeptoren

lich zu einer Vasodilatation im renalen und mesenterialen Gefäßbett durch einen nichtadrenergen Mechanismus und steigert durch die vermehrte Nierenperfusion die Natriumexkretion. Beim Dobutamin soll der den sympathomimetischen Aminen wirkungsinhärente Nachteil der gesteigerten Tendenz zur ektopen Reizbildung geringer ausgeprägt sein. Mindestens in kleinen Dosen läßt sich eine Steigerung des Herzzeitvolumens ohne einen Anstieg der Kammerfrequenz erzielen. Beide Sympathikomimetika werden wegen der kurzen Eliminationshalbwertzeit im Minutenbereich durch kontinuierliche intravenöse Infusionen in Dosen von 100–1000 µg/min (Dopamin) und 2,5–15 µg/kg/min (Dobutamin) verabreicht. Die Substanzen eignen sich nicht zur oralen Anwendung, da die biologische Verfügbarkeit bei oraler Gabe minimal ist.

In jüngster Zeit wurde allerdings auch eine die adrenergen β-Rezeptoren stimulierende Substanz entwickelt, die auch bei oraler Verabreichung ausreichend enteral absorbiert wird. Dieser Agonist (Prenalterol) bedarf noch einer weiteren klinischen Prüfung, deutet aber einen neuen Weg in der Therapie der chronischen Herzinsuffizienz an.

4.3 Beeinflussung der Flüssigkeitsretention

Viele klinische Symptome entstehen bei der Herzinsuffizienz aufgrund einer Hypervolämie und Expansion des interstitiellen Flüssigkeitsvolumens. Wenn die Flüssigkeitsretention zu klinisch nachweisbaren Stauungszeichen führt, liegt bereits eine beträchtliche Expansion des Extrazellulärraumes als Hinweis auf eine bereits fortgeschrittene Herzinsuffizienz vor. Die Größe des extrazellulären Flüssigkeitsvolumens hängt weitgehend vom Kochsalzbestand ab. Das Behandlungsziel, die Verminderung des extrazellulären Volumens, wird durch eine Reduktion des Kochsalzbestandes erreicht, während die Flüssigkeitsretention per se nicht unmittelbar beeinflußt wird.

Durch die Entwicklung der modernen Diuretika ist die früher durchaus geübte mechanische Elimination von extrazellulärer Flüssigkeit durch Thorakozentese, Parazentese und Drainage des Ductus thoraticus in Vergessenheit geraten. Hämo- bzw. Peritonealdialyse können allerdings in einigen Fällen einer schweren, unter der üblichen Therapie refraktären Stauungsinsuffizienz hilfreich sein.

4.3.1 Restriktion von Kochsalz in der Nahrung

Leichte Formen einer Herzinsuffizienz zeigen bereits unter der Reduktion der Kochsalzmenge in der Nahrung eine deutliche Besserung, insbesondere wenn zusätzlich Bettruhe eingehalten wird. Bei schwer herzinsuffizienten Patienten muß die Kochsalzaufnahme streng kontrolliert werden, selbst wenn zusätzlich Glykoside und Diuretika verabreicht werden. Auch nach der Rekompensation ist eine Kochsalzrestriktion beizubehalten. Die normale Kost enthält etwa 6–10 g Kochsalz (Tabelle 14). Diese Menge läßt sich dadurch etwa halbieren, daß die sehr salzreichen Nahrungsmittel und das zusätzliche Salzen am Tisch vermieden werden. Eine Verminderung auf ein Viertel der normalen Salzaufnahme ist durch den Verzicht auf Salz bei der Vorbereitung des Essens möglich. Bei schwer herzkranken Patienten, deren Kochsalztoleranz zwischen 0,5 und 1 g Kochsalz pro Tag liegt, müssen außerdem Milch, Käse, Brot, bestimmte Gemüsesorten, Suppen und gesalzenes Fleisch aus der Nahrung eliminiert werden. Die meisten Früchte, grünes Gemüse, speziell zubereitetes Brot und Salzersatz sind erlaubt. Diese Diäten sind außerhalb des Hospitals nur schwer einzuhalten. Flüssigkeit darf ad lib. getrunken werden, allerdings nicht, wenn eine schwere Form einer Herzinsuffizienz vorliegt. Denn es kann unter diesen Umständen eine Verdünnungshyponatriämie aufgrund einer nicht ausreichenden Flüssigkeitsausscheidung auftreten, insbesondere wenn eine gesteigerte Sekretion an antidiuretischem Hormon besteht. Deshalb muß

Tabelle 14. Tägliche Kochsalztoleranz

Normale Herzfunktion	~ 30 g
Leichte Herzinsuffizienz	4–6 g
Mittelgradige Herzinsuffizienz	2–3 g
Schwere Herzinsuffizienz	0,5–1 g

unter diesen Voraussetzungen sowohl die Wasser- als auch die Salz-aufnahme vermindert werden. (Konserven vermeiden, enthalten bis zu dem 100fachen an Kochsalz.)

4.3.2 Diuretika

Inzwischen steht eine große Anzahl an Diuretika mit unterschiedli-chem Wirkungsprofil für den klinischen Gebrauch zur Verfügung (Tabelle 15). Die Wahl des Präparates bei der Therapie der Herzin-suffizienz hängt oft von der persönlichen Erfahrung des behandeln-den Arztes mit den jeweiligen Substanzen ab. Sie ist bei einer schwe-ren Form einer Herzinsuffizienz nicht einfach, insbesondere wenn Veränderungen des Elektrolythaushaltes berücksichtigt werden müs-sen. Sehr große Dosen sind wegen der entstehenden Hypovolämie zu vermeiden, denn eine exzessive Reduktion des Blutvolumens ver-mindert weiter das Herzzeitvolumen und führt zu einer ausgeprägten Schwächung und Lethargie.

4.3.2.1 Thiazide. Thiazide werden in der klinischen Praxis oft einge-setzt. Bei Patienten mit chronischer Herzinsuffizienz mäßigen oder mittelmäßigen Schweregrades lockert die kontinuierliche Verabrei-chung von Chlorothiazid oder eines der vielen Analogen die Einhal-tung einer strikten Natriumrestriktion in der Diät. Die Thiazide wer-den nach der oralen Verabreichung gut resorbiert. Eine Ausnahme stellt lediglich das Chlorothiazid dar, dessen enterale Resorption nur bei 30–50% liegt. Die Diurese setzt nach etwa 1 h ein, die maximale Wirkung findet sich ca. nach 4 h. Die Dauer variiert zwischen 6 und etwa 24 h. Die Ausscheidung erfolgt durch glomeruläre Filtration und tubuläre Sekretion im proximalen Tubulus.
Die Chlorothiazide und Hydrochlorothiazide vermindern die tubu-läre Reabsorption von Natrium, Chlorid und Wasser, das dem nicht resorbierten Natrium in das distale tubuläre System folgt, wo der Natrium-Kalium-Austausch beschleunigt ist. Dieser führt schließlich zu einer erheblichen Kaliurese. Die Thiazide steigern nicht die Clea-rance an freiem Wasser, in manchen Fällen wird sie eher reduziert. Dieser Befund stützt die Hypothese, daß diese Arzneimittel die Na-trium-Reabsorption in dem distalen Tubulussegment (cortical dilu-

Tabelle 15. Diuretika

Untergruppe	Substanz	Handels-namen	Wirkdauer (h)	Zeit bis zum Einsetzen der opt. Wirkung	Dosis/tägl.
Benzothiadiazingruppe und ähnlich wirkende Substanzen	Hydrochlorothiazid	Esidrix	12	4	1–3 Tbl. (à 25 mg)
	Thiabutazid	Saltucin	12	4	1 Tbl. (à 5 mg)
	Chlortalidon	Hygroton	24	6–8	1 Tbl. (à 100 mg)
	Chlorothiazid	Chlotride	6–12	4	1–2 Tbl. (à 50 mg)
	Trichlormethiazid	Exmarin	24	6	1 Tbl. (à 4 mg)
	Cyclopenthiazid	Navidrex	12	4	1 Tbl. (à 0,5 mg)
	Quinethazon	Aquamox	12	4	1–2 Tbl. (à 50 mg)
	Mefrusid	Baycaron	12	4	1–4 Tbl. (à 25 mg)
Schleifendiuretika	Furosemid	Lasix	3–6		1–2 Tbl. (à 40 mg) Amp. (à 20 mg)
	Etacrynsäure	Hydromedin	3–6		1 Tbl. (à 50 mg) Amp. (à 50 mg)
	Bumetanid	Fordiuran			
Antikaliuretische Substanz	Spironolacton	Aldactone Osyrol			100–400 mg
	Canrenoat-K	Aldactone p. i.			200–400 mg
	Triamteren	Jatropur			2 Kps. (à 50 mg)
	Amilorid	Arumil			1–2 Tbl. (à 5 mg)
Kombination anti-kaliuretische Substanz + Thiazid	Aldactone 50-Saltucin (Tabl.) (50 mg Spironolactone + 5 mg Thiabutazid) Aldactone-Saltucin p. i. (200 mg Canrenoat-K + 6 mg Saltucin) Dytide H (Tabl.) (50 mg Triamteren + 25 mg Hydrochlorothiazid) Moduretik (Tabl.) (5 mg Amilorid-Hydrochlorid + 50 mg Hydrochlorothiazid)				

ting segment) an der Stelle verhindern, wo normalerweise eine Verdünnung des Harns auftritt. Diese Wirkung resultiert in der Exkretion eines hochgestellten Urins und könnte eine Verdünnungshyponatriämie zur Folge haben. Ein gesteigerter Natrium-Kalium-Austausch ist die Konsequenz des erhöhten Abfalls von Natrium im distalen Nephron und führt auch zu einer Kaliurese. Die Carboanhydrase-hemmenden Eigenschaften der Thiazide sind von nur begrenzter Bedeutung und brauchen für die diuretische Wirkung so gut wie nicht berücksichtigt zu werden. Chlorothiazid kann in Dosen bis zu 500 mg alle 6 h verabreicht werden. Die Derivate unterscheiden sich in der Wirkungsdauer. Sie werden deshalb anders dosiert, bieten aber insgesamt wenige Vorzüge gegenüber der Ausgangssubstanz.

Ein Kaliumverlust ist praktisch nur unter einer Dauermedikation zu beobachten und kann die Gefahren einer Digitalisintoxikation verstärken. Eine Hypokaliämie läßt sich durch die orale Substitution von Kalium-Chlorid verhindern. Neben der Kaliumsubstitution bieten sich kaliumspeichernde Diuretika zur Vermeidung von Hypokaliämien an. Weitere Nebenwirkungen der Thiazide stellen die verminderte Ausscheidung an Harnsäure mit Hyperurikämie und eine Störung der Glukoseutilisation dar, die sich besonders bei Patienten mit einem manifesten oder einem latenten Diabetes mellitus bemerkbar machen kann.

Hautausschläge, Thrombozytopenie und Granulozytopenie werden selten beobachtet (Tabelle 16).

4.3.2.2 Schleifendiuretika. Etacrynsäure, Furosemid und Bumetanid wirken ähnlich, aber unterscheiden sich erheblich in ihrer chemischen Struktur. Die Etacrynsäure ist ein ungesättigtes Ketonderivat der Aryloxyessigsäure, während Furosemid sich von den Thiaziden dadurch unterscheidet, daß der Thiadiazinring durch eine Furfurylgruppe am Aminostickstoff der Anthranilinsäure ersetzt ist. Das Bumetanid leitet sich vom Metanilamid ab.

Nach i. v.-Applikation beginnt die Wirkung dieser Substanzen unmittelbar. Sie kann bei einem liegenden Blasenkatheter durch Zunahme des Urinflusses bereits während einer langsamen Injektion beobachtet werden. Die Substanzen werden nach oraler Gabe gut und rasch resorbiert und erreichen nach $1/2$–1 h das Wirkungsmaximum. Die Diurese hält etwa 6 h an. Diese Diuretikagruppe hemmt

Tabelle 16. Nebenwirkungen von Diuretika

Hypovolämie Hyponatriämie	alle Diuretika
Kaliummangel Verminderte KH-Tolerenz Verminderte Harnsäure- elimination Metabolische Alkalose	Thiazid-Derivate Furosemid Etacrynsäure Chlorthalidon
Hyperkaliämie Metabolische Acidose	Spironolacton Canrenoat-Kalium Triamteren Amilorid
Gynäkomastie Vermehrtes Schwitzen Hirsutismus Dys- und Amenorrhöe Impotenz	Spironolacton Canrenoat-Kalium
Verminderte renale Kalziumausscheidung Akute hämorrhagische Pankreatitis Allergische Gefäßprozesse Leukopenie/Thrombozytopenie Durchfälle	Thiazid-Derivate
Gesteigerte Kalziumaus- scheidung	Furosemid Etacrynsäure
Agranulozytose Thrombozytopenie Gehörverlust Benommenheit Oberbauchschmerzen Durchfälle	Etacrynsäure

die Reabsorption von Natrium im Nephron und inhibiert spezifisch die aktive Chlorid-Reabsorption im aufsteigenden Schenkel der Henle-Schleife. Auf diesem Wege läßt sich eine Urinausscheidung erzielen, die bis zu $^1/_3$ der glomerulären Filtrationsrate beträgt. Im

Gegensatz zu den meisten anderen Diuretika, die bei normalem Blutvolumen ihre Wirksamkeit verlieren, sind Furosemid und Etacrynsäure auch unter diesen Bedingungen effektiv.

Die auf Seite 88 aufgezählten Nebenwirkungen gehen auf die diuretische Wirkung zurück, die insbesondere hier bei den Schleifendiuretika bis zu einem Schock oder aber immerhin zur Reduktion des renalen Plasmaflusses sowie der glomerulären Filtrationsrate führen kann. Durch die erhebliche Ausscheidung von Chlorid, Wasserstoff und Kaliumionen entsteht eine Alkalose. Des weiteren muß man mit dem Auftreten von Hypokaliämie, Hyponatriämie, Hyperurikämie und Hyperglykämie rechnen. Brechreiz, Hautexantheme, Granulozytopenie wurden gelegentlich beobachtet (Tabelle 16).

Furosemid und Etacrynsäure werden sowohl in die Galle als auch in den Urin ausgeschieden. Sie sind gewöhnlich bei oraler Applikation von Dosen zwischen 20 und 100 mg (Furosemid und Etacrynsäure) 2–4mal pro Tag bzw. 1–5 mg (Bumetanid) effektiv. Für die intravenöse Verabreichung eignen sich Dosen von 10–250 mg. Furosemid läßt sich auch intramuskulär verabreichen.

Dieser stark und rasch wirksame Diuretikatyp ist bei allen Formen einer Herzinsuffizienz effektiv, besonders dann, wenn die üblichen Therapieformen nicht erfolgreich sind. Auch bei Patienten mit einer Hypalbuminämie, einer mäßiggradigen Hyponatriämie, einer Hypochlorämie, einer Hypokaliämie und einer Reduktion der glomerulären Filtrationsrate tritt eine Wirkung ein. Eine Steigerung der Wirksamkeit ist durch zusätzliche Verabreichung von Spironolactone, Triamteren, ein Thiazid-Diuretikum, einem Carboanhydrase-Inhibitor oder osmotischer Diuretika wie das Mannitol möglich.

4.3.2.3 Kaliumspeichernde Diuretika (Aldosteronantagonisten). Die

17-Spironolactone ähneln in ihrer Struktur dem Aldosteron und wirken auf das distale renale Tubulussystem durch kompetitive Verdrängung von Aldosteron an den Effektorzellen. Diese Substanzen führen zu einer Ausscheidung von Nattrium und im Gegensatz zu den Thiaziden zu einer Kaliumretention. Nicht nur dann, wenn ein Hyperaldosteronismus vorliegt, sondern auch bei Patienten mit normalen Aldosteronkonzentrationen im Serum sind die Spironolactone wirksam.

Spironolactone wird in Dosen von 25–100 mg 2mal pro Tag oral verabreicht. Der maximale Effekt tritt allerdings erst nach etwa 4 Tagen ein. Die Spironolactone sind in der Kombination mit Thiaziddiuretika am effektivsten.

Die entgegengesetzte Wirkung beider Diuretikatypen bezüglich der Kaliumausscheidung ermöglicht bei der Kombination eine gesteigerte Natriumdiurese, ohne daß das Auftreten einer Hyper- oder Hypokaliämie befürchtet werden muß. Der Einsatz von Spironolactone ist bei Patienten mit einer Hyperkaliämie, Hyponatriämie oder Niereninsuffizienz kontraindiziert. Nebenwirkungen bestehen in Brechreiz, Oberbauchschmerzen, Verwirrtheit, Müdigkeit, Gynäkomastie und Exanthem.

4.3.2.4 Triamteren. Das Pteridinderivat hat einen Spironolactonähnlichen Effekt an der Niere, d. h. es verhindert die Reabsorption von Natrium und interferiert mit dem Natrium-Kalium-Austausch im distalen Tubulus. Der zugrundeliegende Wirkungsmechanismus unterscheidet sich jedoch von dem des Spironolactones, da es auch an adrenalektomierten Ratten effektiv ist. Die wirksame Dosis beträgt 100 mg 1–2 mal pro Tag. Die diuretische Potenz ist ähnlich wie bei Spironolactone. Nebenwirkungen sind Brechreiz, Erbrechen, Diarrhöen, Kopfschmerzen, Granulozytopenie, Eosinophilie und Exantheme.

4.3.2.5 Amilorid. Amilorid ist ähnlich zu beurteilen wie Triamteren. Es ist in Deutschland nur in Kombination mit einem Thiaziddiuretikum erhältlich (Moduretik).

Als Kombinationsdiuretika stehen neben Moduretik (Amilorid-Hydrochlorothiazid), Aldactone-Saltucin (Spironolactone-Thiabutazid) und Dytide H (Triamteren-Hydrochlorothiazid) zur Verfügung. Sie bieten die Vorteile, daß sich Nebenwirkungen wie die Kaliumretention bei den kaliumsparenden Diuretika und der Kaliumverlust bei den Thiaziden aufheben, die angestrebte Wirkung sich durch die unterschiedlichen Angriffspunkte der kombinierten Substanzen addiert.

4.4 Gewichtsreduktion bei Übergewicht

Der kalorische Gehalt der Nahrung ist zu berücksichtigen. Eine Besserung des Zustandes läßt sich bei übergewichtigen Patienten mit einer Herzinsuffizienz oft allein durch eine Gewichtsabnahme durch Einhaltung einer entsprechenden kalorienarmen Diät erreichen. Auf der anderen Seite muß bei Herzinsuffizienten mit einer kardialen Kachexie auf eine adäquate Aufnahme von Kalorien und Vitaminen geachtet werden.

4.5 Kaliumzufuhr

Eine diätetische oder medikamentöse Kaliumzufuhr ist bei der Herzinsuffizienz insbesondere unter diuretischer Behandlung mit Saluretika oder Schleifendiuretika oft nicht zu umgehen, da durch den Kaliummangel auch die Digitalistoleranz vermindert wird. Neben einer kaliumreichen Diät (Früchte, Fruchtsäfte) können entsprechende Präparate wie Rekawan-Granulat oder Kalinor-Brause verabreicht werden. Inwieweit eine Herzinsuffizienz regelmäßig von einem Magnesiummangel begleitet ist, wurde bisher noch nicht geklärt.

4.6 Therapie der fortgeschrittenen Herzinsuffizienz (Einsatz von Vasodilatatoren)

Die Therapie der Myokardinsuffizienz wurde in den letzten Jahren durch den Einsatz von Medikamenten, welche die Nachbelastung des betroffenen Ventrikels vermindern, bereichert. Die Behandlung ist insbesondere bei jenen Formen der Herzinsuffizienz indiziert, die nicht auf die in den vorigen Kapiteln diskutierte Therapie ansprechen.
Eine sog. therapiefraktäre Herzinsuffizienz ist in der Regel Ausdruck einer fortgeschrittenen, evtl. präterminalen Störung der Myokardfunktion. Bevor diese Diagnose jedoch gestellt werden darf, sind folgende Konstellationen auszuschließen:

1. Eine bisher nicht bekannte Ursache der vorliegenden Herzerkrankung, die durch spezielle chirurgische oder medikamentöse Maßnahmen beseitigt werden könnte, wie z. B. ein auskultatorisch stummer Aorten- oder Mitralklappenfehler, eine konstriktive Perikarditis, eine bakterielle Endokarditis, eine Hypertonie oder eine Schilddrüsenüberfunktion.
2. Prozesse, die eine Herzinsuffizienz beschleunigen, wie Pneumonie, Harnwegsinfekt, Lungenembolien, eine arterielle Hypoxämie, Anämie oder kardiale Arrhythmien.
3. Komplikationen medikamentöser Maßnahmen wie eine Digitalisintoxikation, eine Hypovolämie oder Elektrolytstörungen.

Lassen sich diese Situationen jedoch auschließen, muß bedacht werden, daß auch ein nur geringer Anstieg der Vorbelastung als Folge einer gesteigerten Nachbelastung den linksventrikulären enddiastolischen Druck stark anhebt und eine Lungenstauung oder sogar ein Lungenödem entstehen kann. Bei der Herzinsuffizienz arbeitet die betroffene Herzkammer bereits auf dem oberen abgeflachten Teil der Frank-Starling-Kurve, was bedeutet, daß jede weitere Zunahme der Nachbelastung zu einer Reduktion des Schlagvolumens führt. Die Nachbelastung ist bei einer Herzinsuffizienz aufgrund der vielen neutralen, humoralen und strukturellen Veränderungen, die das periphere Gefäßbett einengen, erhöht. Die so erzielte Aufrechterhaltung oder leichte Anhebung des arteriellen Drucks ist ein nützlicher Kompensationsmechanismus, der trotz einer deutlichen Reduktion des Herzzeitvolumens eine Durchblutung lebensnotwendiger Organe ermöglicht. Liegt eine schwere Störung der Herzfunktion vor, vermindert die größere Nachbelastung jedoch das geförderte Volumen und steigert den Sauerstoffverbrauch des Herzens.

Das Prinzip der Verminderung des Widerstandes gegenüber der linksventrikulären Ejektion, d. h. der Nachbelastung mittels vasodilatatorisch wirksamer Arzneimittel, ist eine wichtige, bisher wenig genutzte Therapiemöglichkeit. Diese Behandlungsform bewirkt eine Durchbrechung der verhängnisvollen Folge von Ereignissen, die durch den gesteigerten Sympathikotonus bei der Herzinsuffizienz entsteht. Angriffspunkte von vasodilatatorisch-wirksamen Substanzen sind:

1. die arterielle Strombahn durch Verminderung des arteriellen Widerstandes, der die linksventrikuläre Förderleistung mitbestimmt,

2. das venöse Gefäßbett, das wesentlich die Vorbelastung beeinflußt.

Je nach der primären Wirkung auf Nach- und Vorbelastung oder beide Parameter haben die Vasodilatatoren unterschiedliche Veränderungen der Herzfunktion zur Folge.

Nitroprussid-Natrium, Phenotolamin und Prazosin führen sowohl zu einer arteriellen als auch venösen Dilatation. Sie vermindern dadurch den erhöhten linksventrikulären enddiastolischen Druck und steigern die Förderleistung (Tabelle 17). Hydralazine und Dihydralazine erhöhen das Herzzeitvolumen durch eine vorzugsweise arterielle Dilatation. Nitrate bewirken eine Venodilatation, also eine Erhöhung der venösen Kapazität (venous pooling).

Bei einem verminderten Herzzeitvolumen, einem erhöhten enddiastolischen Ventrikeldruck und einer gesteigerten peripheren Resistenz bewirken die Nitrate einen leichten Anstieg des geförderten Volumens durch eine Reduktion der erhöhten peripheren vaskulären Resistenz. Die Verminderung des enddiastolischen Druckes hat eine verbesserte subendokardiale Perfusion zur Folge.

Die Kombinationen Nitroprussid und Dopamin oder Nitroprussid und Dobutamin steigern synergistisch die Förderleistung und vermindern einen erhöhten linksventrikulären enddiastolischen Druck. Mechanische Assistsysteme wie die aortale Gegenpulsation können eine medikamentöse Entlastung beim frischen Myokardinfarkt unterstützen. Die etwa 30 min dauernde venodilatatorische Wirkung von sublingual verabreichtem Nitroglyzerin läßt sich durch eine perkutane Verabreichung von Nitroglyzerinsalbe auf 4–6 h verlängern (Tabelle 18). Ebenso ist eine länger anhaltende Wirkung durch die sublinguale oder orale Gabe von Isosorbiddinitrat, durch den Einsatz von Pentaerythritoltetranitrat oder Retardkapseln von Nitroglyzerin zu erzielen (Tabelle 18). Zu vermeiden sind allerdings hohe Konzentrationen an Nitrokörpern im Blut, da durch die dabei eintretende starke Dilatation der Arteriolen eine reflektorische Steigerung des Sympathikotonus und auf diesem Wege eine Vasokonstriktion eintritt, die gegenüber vasodilatatorischen Effekten überwiegen kann. Die vasodilatatorische Therapie bei ambulanten Patienten ist durch langwirksame Nitrate oder Hydralazin möglich. Ebenso durch die Gabe von Prazosin oder die Kombination von Nitrat-Hydralazin oder Prazosin-Hydralazin.

Tabelle 17. Angriffspunkte von Vasodilatatoren zur Therapie der Herzinsuffizienz

Arterielles Gefäßsystem	Arterielles und venöses Gefäßbett	Vorwiegend venöses Gefäßsystem
Dihydralazin HCL Nepresol	*Natriumnitroprussid* Nitroprus	*Nitroglyzerin* Nitroglyzerin-Gel
Oral: 25–100 (200) mg/pro Tag	*Intravenöse Infusion:* 0,5–10 mg/pro Tag/min	Nitrolingual 0,8 mg Nitrolingual mite 0,2 mg Nitrolingual ret. 2,5 mg
	Prazosin HCL Minipress	Nitrolingual Spray (1 Spraygabe = 0,4 mg Nitroglycerin)
	Oral: 2–7 mg alle 6 h	Nitro Mack ret. 2,5 mg Nitrozell ret. 2,5 mg
	Phentolamin Regitin	Sustac ret. mite 2,6 mg Sustac ret. forte 6,5 mg
	Intravenös 5–10 mg	*Isosorbiddinitrat* Cardio 10 Corovliss rapid 5 mg Corovliss 20 mg Isoket 5 mg Isoket ret. 20 mg Isoket ret. 40 mg Isoket Spray (1 Spraystoß = 1,25 mg) Isoket/Isoket ret. 20 mg (als Kombinationspackung) Isoket S (als Manteltablette im Mantel 5 mg, im Kern 2,5 mg + 15 mg Phenobarbital) Isoket-Ampullen 10 mg Iso Mack Ret. 20 mg Iso Mack Ret. forte 40 mg Maycor ret. 20 mg Sorbidilat 5 mg Sorbidilat ret. 20 mg
		Beide Nitrate können oral sublingual, als Spray, als Salbe oder intravenös verabreicht werden
		Molsidomin: Corvaton
		Oral: 3 × 1–2 mg/pro Tag

Substanz	Zeit bis zum Eintritt der Wirkung	Wirkungsdauer	Handelspräparate
Nitroglyzerin	*Gel* ~ 30 min p. a. *Sublingual* ~ 30–60 s *Spray* ~ 30 s	~ 4 h ~ 20–30 min ~ 20 min	Nitroglyzerin-Gel Nitrolingual 0,8 mg Nitrolingual mite 0,2 mg Nitrolingual retard 2,5 mg Nitrolingual Spray (1 Spraygabe = 0,4 mg Nitroglyz.) Nitro Mack retard 2,5 mg Nitrozell retard 2,5 mg Sustac retard mite 2,6 mg Sustac retard forte 6,5 mg
Isosorbid-dinitrat	*Sublingual* 1–2 min *Oral* 20 min *Spray* ~ 15 s	~ 3 h ~ 4 h ~ 2 h	Cardio 10 Corovliss rapid 5 mg Corovliss 20 mg Isoket 5 mg Isoket retard 20 mg Isoket retard 40 mg Isoket Spray (1 Spraystoß = 1,25 mg) Isoket/Isoket retard 20 mg als Kombinationspckg. Isoket S als Manteltablette (im Mantel 5 mg, im Kern 2,5 mg und 15 mg Phenobarbital) Isoket Ampullen 10 mg Iso Mack Retard 20 mg Iso Mack Retard forte 40 mg Maycor 5 mg Maycor retard 20 mg Sorbidilat 5 mg Sorbidilat retard 20 mg
Pentaerythrol tetranitrat	1 h	~ 5–6 h	Dilcoran 80 mg Dilcoran 80 S (enthält zus. 45 mg Phenobarbital) Pentrium (Kombination von Petn 20 mg u. Librium 5 mg)

4.7 Behandlung des Lungenödems

Das Lungenödem ist ein lebensbedrohender Zustand und muß deshalb als Notfall gewertet werden. Gerade hier sollte die Aufmerksamkeit darauf gerichtet sein, beschleunigende Ursachen für eine kardiale Dekompensation, wie Arrhythmien oder Infektionen, zu erkennen und zu behandeln. Wegen der Bedrohung des Patienten sind jedoch unabhängig von den diagnostischen Erwägungen folgende Maßnahmen notwendig:

1. Ruhigstellung durch subkutane, intramuskuläre oder intravenöse Verabreichung von 5–20 mg Morphium, das durchaus einen positiv inotropen Effekt hat und den venösen Rückfluß vermindert.

2. Sauerstoffzufuhr über eine abgedichtete Nasensonde oder einen Nasopharyngealkatheter, da die intraalveolär ausgetretene Flüssigkeit die Sauerstoffdiffusion vermindert und eine arterielle Hypoxämie zur Folge hat. Zu vermeiden sind die Sauerstoffbrille wegen der häufig fehlerhaften Lage und die freiliegende Nasensonde wegen der nicht ausreichenden Dosierbarkeit. Bei der kurzen Nasensonde mit zirkulärer Abdichtung bleibt die Klimafunktion der Nase erhalten, die Dosierbarkeit ist gut. Eventuell ist eine Überdruckbeatmung angezeigt, um den intraalveolären Druck zu erhöhen und den Austritt von Flüssigkeit in die Alveolen zu vermindern.

3. Sitzende Lagerung des Patienten in einem Herzbett, denn dadurch wird der venöse Rückfluß zum Herzen geringer.

4. Aderlaß: Blutdruckmanschetten können an den vier Extremitäten angelegt werden (unblutiger Aderlaß), außerdem ist ein blutiger Aderlaß zu erwägen (500 ml).

5. Aminophyllin: Die intravenöse Applikation von 240–480 mg Aminophyllin lindert die Bronchokonstriktion, steigert die Nierendurchblutung sowie die Natriumausscheidung und verbessert die myokardiale Kontraktilität.

6. Digitalisierung: Ist der Patient nicht mit Digitalis behandelt, empfiehlt sich die vorsichtige intravenöse Verabreichung von zunächst 0,5 mg Digoxin. Der Körperbestand kann dann nach etwa 1 h auf 0,75 mg Digoxin und nach einer weiteren Stunde auf 1 mg ergänzt werden.

7. Diurese: Die intravenöse Gabe von Schleifendiuretika (Furosemid oder Etacrynsäure 40–100 mg) führt zu einer raschen Diurese und Verminderung des zirkulierenden Blutes.
8. Intravenöse Infusion von Nitroglyzerin (> 3 mg/h): Dadurch wird die venöse Kapazität erhöht und die Vorbelastung des Herzens vermindert.
9. Verminderung der Nachbelastung durch Nitroprussid (Nitroprus) oder Clonidin (Catapresan) bei einem erhöhten arteriellen Blutdruck.

Meinen langjährigen Mitarbeitern, Herrn Priv.-Doz. Dr. M. R. Ochs, Herrn Dr. J. Gerloff, Herrn Priv.-Doz. Dr. E. Grube, Frau U. Neubüser, Frau U. Schmidt, Fräulein M. Linden, Frau R. Erdmann und Frau I. Nandi danke ich für die vielseitige Unterstützung bei der Fertigstellung dieses Buches.

5 Literatur

Augsberger A (1951) Quantitatives zur Therapie mit Herzglykosiden. I. Mitteilung: Die Variabilität von Glykosidbedarf und -toleranz. Med. Welt 20: 1471

Battermann RC, De Graff AC (1947) Comparative study on the use of purified digitalis glycosides, digoxin, digitoxin and lanatoside C, for the management of ambulatory patients with congestive heart failure. Amer. Heart J. 34: 663

Braunwald E, Ross J, Sonnenblick EH (1976) Mechanisms of contraction of the normal and failing heart. Little Brozon Company, Boston

Doherty JE, Perkins WH, Wilson MC (1964) Studies with tritiated digoxin in renal failure. Amer. J. Med. 37: 536

Ewy GA, Kapadia GG, Yao L, Lullin U, Marcus F (1969) Digoxin metabolism in the elderly. Circulation 39: 449

Fisch C, Stone JM (1969) Recognition and treatment of digitalis toxicity. In: Fisch C, Suravicz B: Digitalis. Grune + Stratton, New York, London

Forester W, Lewis RP, Weissler AM, Wilke ThA (1974) The onset and magnitude on the contracted response to ommonly used digitalis glycosides in normal subjects. Circulation 49: 517

Heizer WD, Smith TW, Goldfinder SE (1971) Absorption of digoxin in patients with malabsorption syndromes. New Engl. J. Med. 285: 257

Loewi O (1918) Über den Zusammenhang zwischen Digitalis- und Kalziumwirkung. Arch exp. Path. Pharmakol. 82: 131

Lukas, DS (1973) The role of the liver in the chemical transformation of digitoxin. In: Storstein O (ed) Symposium on Digitalis. Gyldendal Norsk Forlag, Oslo, p 192

Marcus FJ (1978) Current status of therapy with digoxin. In: Harvey WP (ed) Current problems in cardiology III

Repke K (1964) Über den biochemischen Wirkungsmodus von Digitalis. Klin. Wschr. 42: 157

Sonnenblick EH, Frishman WH, Le Jentel TH (1979) Dobutamine, a new synthetic cardioactive sympathetic amine. New Engl. J. Med. 300: 17

Withering W (1785) An account of the foxglove and some of its medical uses. Swinney, Birmingham

Weiterführende Literatur

Bodem G, Dengler HJ (1978) Cardiac glycosides. Springer-Verlag, Berlin, Heidelberg, New York

Hurst JW (1978) The Heart. Mc Graw-Hill Book Company

Riecker G (1975) Klinische Kardiologie. Springer-Verlag, Berlin, Heidelberg, New York

Solomon HM (1973) Interaction of digitoxin with other drugs. In: Storstein O (ed) Symposium on digitalis. Gyldendal Norsk Forlag, Oslo, p 324

Thorn GW, Adams RD, Braunwald E, Isselbacher KJ, Petersdorf RG (1976) Harrison's Principles of internal medicine. Mc Graw-Hill Book Company

6 Sachverzeichnis

The Arterial System
Dynamics, Control Theory and
Regulation
Editors: R. D. Bauer, R. Busse
1978. 132 figures, 18 tables.
X, 310 pages
DM 44,–
ISBN 3-540-08897-0

**Vom Belastungs-EKG
zur Koronarangiographie**
Ihre zentrale Bedeutung für zeit-
gemäße Diagnose und Therapie
der koronaren Herzkrankheit
Herausgeber: M. Kaltenbach
H. Roskamm
Mit Beiträgen von H.-J. Becker,
W.-D. Bussmann, M. Kalten-
bach, G. Kober, J. Petersen,
H. Roskamm, L. Samek,
P. Stürzenhofecker
Unter Mitarbeit von P. Buben-
heimer, H.-J. Engel, A. Grüntzig,
G. Hör, P. Lichtlen, P. Rentrop,
E. Sauer, H. Schicha,
H. Sebening
1980. 318 Abbildungen in
800 Einzeldarstellungen. Etwa
390 Seiten
Gebunden DM 148,–
ISBN 3-540-09861-5

Cardiac Glycosides
Editors: G. Bodem,
H. J. Dengler
1978. 127 figures, 70 tables.
XI, 426 pages
(International Boehringer
Mannheim Symposia)
DM 58,–
ISBN 3-540-08692-7

**Springer-Verlag
Berlin Heidelberg New York**

**Cardiomyopathy
and Myocardial Biopsy**
Editors: M. Kaltenbach,
F. Loogen, E. G. J. Olsen
In cooperation with
W.-D. Bussmann
With contributions by numerous
experts
Corrected printing. 1978.
203 figures, 56 tables.
XVI, 337 pages
Cloth DM 58,–
ISBN 3-540-08474-6

Coronare Herzkrankheit
Physiologische, kardiologische
und anaesthesiologische
Aspekte
Weiterbildungskurs für
Anaesthesieärzte am
10. Juni 1978 in Wuppertal
Herausgeber: J. Schara
1979. 61 Abbildungen,
15 Tabellen. IX, 97 Seiten
(Anaesthesiologie und Intensiv-
medizin, Band 122)
DM 45,–
ISBN 3-540-09416-4

F. H. Degenring
Praktische Kardiologie
1979. 10 Abbildungen,
11 Tabellen. V, 97 Seiten
DM 28,–
ISBN 3-540-09150-5

S. Effert, P. Hanrath, W. Bleifeld
Echokardiographie
Mit einem Beitrag „Echokardiographie im Kindesalter"
von J. Keutel
1979. 98 Abbildungen,
6 Tabellen. X, 146 Seiten
Gebunden DM 68,–
ISBN 3-540-09166-1

C. Halhuber
Rehabilitation in ambulanten Koronargruppen
Ein humanökologischer Ansatz
Mit einem Beitrag von N. Wrana
Herausgeber: Stiftung
Rehabilitation Heidelberg
1980. 10 Abbildungen,
13 Tabellen. XVI, 203 Seiten.
(Rehabilitation und Prävention,
Band 13)
DM 34,–
Mengenpreis ab 20 Exemplare:
DM 27,20
ISBN 3-540-09870-4

Herzrhythmusstörungen
Herausgeber: H. Hochrein
Mit Beiträgen von O. A. Beck,
F. B. Everling, H.-U. Lehmann,
E. Witt
1980. 108 Abbildungen,
57 Tabellen. XV, 298 Seiten
(Kliniktaschenbücher)
DM 29,50
ISBN 3-540-08714-1

Kardiologie, Hypertonie
Von F. Anschütz, U. Gaissmaier,
W. Hahn, D. Klaus, H. Lydtin,
J. Schmidt, E. Zeh
Bandherausgeber: D. Klaus
2., neubearbeitete Auflage. 1979.
42 Abbildungen, 11 Tabellen.
XXV, 297 Seiten
(Taschenbücher Allgemein-
medizin)
DM 29,50
ISBN 3-540-09236-6

Springer-Verlag
Berlin Heidelberg NewYork

B. Lüderitz
Elektrische Stimulation des Herzens
Diagnostik und Therapie
kardialer Rhythmusstörungen
Unter Mitarbeit von
D. W. Fleischmann, C. Naumann
d'Alnoncourt, M. Schlepper,
L. Seipel, G. Steinbeck
Korrigierter Nachdruck. 1980.
229 Abbildungen, 46 Tabellen.
XI, 398 Seiten
Gebunden DM 68,–
ISBN 3-540-09164-5

B. E. Strauer
Das Hochdruckherz
Funktion, koronare Hämo-
dynamik und Hypertrophie des
linken Ventrikels bei der
essentiellen Hypertonie
1979. 50 Abbildungen,
15 Tabellen. V, 92 Seiten
DM 24,–
ISBN 3-540-08966-7

Systolic Time Intervals
Editors: W. F. List, J. S. Graven-
stein, D. H. Spodick
Editorial Consultant: J. Barden
1980. 159 figures, 46 tables.
XV, 302 pages
(International Boehringer
Mannheim Symposia)
DM 58,–
ISBN 3-540-09871-2

Therapie mit Beta-Rezeptorenblockern
Herausgeber: H.-D. Bolte
Unter Mitarbeit von O. Benkert,
J. Cyran, E. Erdmann, H. Kuhn,
K. O. Stumpe
1979. 20 Abbildungen,
31 Tabellen. VIII, 121 Seiten
Gebunden DM 38,–
ISBN 3-540-09465-2